Sophie Ruth Knaak

Neurodermitis

Weder Allergie noch Atopie

Geheilt in 40 Tagen

ENNSTHALER VERLAG, A-4402 STEYR

Wichtiger Hinweis
Die hier vertretene Auffassung von Neurodermitis
weicht von jener der etablierten Medizin ab. Jede Leserin, jeder Leser
bleibt aufgefordert, in eigener Verantwortung zu entscheiden,
ob und inwieweit die hier vertretene Auffassung für sie/ihn eine Alternative zur
Schulmedizin darstellt.

ISBN 3 85068 518 7

INHALT

Aus datenschutzrechtlichen Gründen wurden alle Personennamen geändert.

VORWORT

In den ersten Märztagen des Jahres 1989, als ich noch in einem Dorf auf der Zollernalb wohnte, kam mein Sohn Martin mit einer Krankheit nach Hause, die mir völlig unbekannt war: auf Armen und Beinen hatten sich dunkelrotbraune geschwürige Entzündungen entwickelt, auf denen höckrige Krusten saßen, die nässten und fürchterlich juckten. Der Juckreiz war so schlimm, dass Martin sich die Haut am liebsten heruntergekratzt hätte. Außerdem war er extrem übellaunig, überreizt, schlief schlecht und litt an Durchfall.

Drei Ärzte nacheinander diagnostizierten eine schwere Neurodermitis. Der erste verordnete Cortison und ein Antibiotikum; der zweite empfahl eine Umstimmungstherapie mittels Eigenblut-Injektionen; der dritte betrachtete Schwefelkügelchen als das Mittel der Wahl. Sohn Martin lehnte Cortison und Antibiotikum rigoros ab. Die Eigenblutinjektion brachte nicht die Spur einer Besserung und die Schwefelkügelchen verschlimmerten seinen Zustand noch erheblich.

Nun war guter Rat teuer. Zum Glück hatte ich inzwischen begriffen, woran mich Martins Krankheit erinnerte: diese Schwären, dieser Juckreiz, dieser Durchfall entsprachen exakt dem Krankheitsbild, das ich wenige Wochen zuvor unter dem Stichwort PELLAGRA kennengelernt hatte. Zwar galt PELLAGRA als typisches Problem für „maisverzehrende" Länder, aber ihre Symptome entsprachen genau Martins gegenwärtigem Zustand. Nun lebte Martin zwar nicht in einem „maisverzehrenden" Land, aber Schwären, Juckreiz, Schlafstörungen, Müdesein und Durchfall sahen verdächtig nach PELLAGRA aus. Was lag näher, als Neurodermitis mit PELLAGRA gleichzusetzen und sie so zu kurieren, wie dies für PELLAGRA vorgesehen war?

PELLAGRA entsteht durch einen Mangel an B-Vitaminen. Vitamin-B-Mangel entsteht ganz simpel durch einen Vitamin-B-Mangel in der Nahrung (wie bei Martin der Fall), aber auch durch eine mangelhafte Aufnahme im Darm (Resorptionsstörung). Dieser Aufnahme-Mangel hat viele Ursachen, z.B. eine Zerstörung der Darmbakterien durch Antibiotika oder durch eine Pilzinfektion im Darm (bei Martin wahrscheinlich).

Als Martins Verzweiflung ein Maximum erreicht hatte, ließ er sich überreden, versuchsweise Neurodermitis als PELLAGRA zu betrachten und sie entsprechend zu therapieren. Und was geschah? Der Juckreiz verschwand bereits am ersten Tag, die übrigen Symptome nach genau 24 Tagen.

Diese erstaunlich schnelle und erstaunlich anhaltende Heilung liegt nun schon mehr als sieben Jahre zurück – ohne den geringsten Rückfall, und dies ohne Diät oder sonstige Maßnahmen. So etwas spricht sich herum. Inzwischen haben es alle Neurodermitis-Geplagten im Freundes- und Bekanntenkreis mit dieser Therapie versucht, – keiner hat es bereut. Ausnahmslos bei allen verschwand der Juckreiz bereits am ersten Tag; die Geschwüre heilten je nach Schwere des Falles innerhalb von drei Tagen (Mundfäule) oder spätestens nach vierzig Tagen ab (Ganz-Körper-Ekzem nach einer Schwangerschaft, siehe Fall Lisbeth).

Ein einziges Mal kam es – nach vollständiger Ausheilung – zu einem Rückfall: ein labiler Alkoholiker konnte es nicht lassen, in Freud und Leid zur Flasche zu greifen, bis dass Juckreiz und Rötungen wieder aufflackerten. Endlich kapierte der Mann, wie sehr Alkohol nicht nur die Leber ruiniert, sondern auch die Darmflora attackiert und ließ endlich vom Alkohol (sogar für immer). An diesem Fall ließ sich trefflich studieren, wie folgerichtig Neurodermitis entsteht und wie folgerichtig sie heilt: in strenger Relation zur Funktionstüchtigkeit der Darmflora.

Die Fotos sind laienhaft und waren nicht zur Veröffentlichung bestimmt, so wenig wie meine Tagebuch-Notizen während Martins Krankheit. Aber die Logik der Therapie ist derart zwingend, dass auch die offizielle Medizin davon Kenntnis nehmen sollte, schließlich gilt Neurodermitis inzwischen als Volkskrankheit. Es genügt nicht, die alte Hypothese zu pflegen, wonach Neurodermitis eine Allergie sei, so wenig wie es genügen kann, feinsinnig zwischen Allergie und Atopie zu unterscheiden und mit Cortison und/oder Antibiotika eine Therapie vorzugaukeln, die in Wahrheit keine ist. Alle hier mitgeteilten Fälle heilten in Zeitspannen ab, von denen die offizielle Medizin nur träumen kann, die aber auch alternative Methoden nicht erreichen, seien es verschrobene Diätkuren, Wohnungs- und Klimawechsel, Dauerbrausen, Blaulichtbestrahlungen oder was es sonst noch an Kaspereien gibt. Sie alle gehen und argumentieren am Kern des Neurodermitis-Problems vorbei, denn der Kern des Problems ist ein Teufelskreis, den nur der durchbrechen kann, der ihn durchschaut hat.

Erfreulicherweise ist nach einer dpa-Meldung vom 16. Juni 1997 inzwischen auch die offizielle Medizin dabei, den Zusammenhang zwischen Neurodermitis und Darmstörung zu entdecken. In der Meldung heisst es, ein (Mikro-)Biologe vermute, dass jede zweite Neurodermitis durch eine Pilzinfektion im Darm verursacht werde. Kein Wort mehr von Allergie oder Atopie. Es ist schön, dass die etablierte Medizin allmählich zu Erkenntnissen kommt, die sich bereits in Martins Fall im Jahre 1989 dem unvoreingenommenen Beobachter aufdrängten.

Vielleicht taugen die hier geschilderten Fälle dazu, den letzten Skeptiker zu überzeugen.

Aalen, im Juni 1997

9

FALL MARTIN

Entdeckung der Therapie – Neurodermitis ist identisch mit Pellagra

4. März 1989

Martin kündigt sich telefonisch an. Er sagt, er habe ein Problem, – ein Hautproblem, eine Art Ekzem, das stark jucke. Um es zu kurieren, habe er drei Wochen Urlaub genommen. Am Abend sei er da. Ob ich eine Idee habe. (Nein, ich habe keine Idee, nicht die geringste, – wie lautet die genaue Definition von Ekzem?)

Pschyrembel

EKZEMA VULGARE (ekceo = aufkoche), Juckflechte, häufigste juckende schubweise auftretende flächenhafte entzündliche ohne Narben abheilende Krankheit. (Frage: Muss ein medizinisches Lexikon derart anödend formulieren? Aber weiter.)
... E. ist vielgestaltig, tritt meist symmetrisch auf; akutes Stadium: Jucken, Rötung, Papulo-Vesikeln. (Also Bläschen, davon hat Martin nichts gesagt.)
... Nässen, Krusten; neigt zu Rückfällen. Mikrobielles (bakterielles) E. entsteht durch Sensibilisierung der Haut gegenüber bestimmten Mikroben. (Ja, wie denn sonst? Aber wer oder was sensibilisiert die Haut? Das ist die Frage. Was meint „Sensibilisierung" genau? Etwa: die Haut wird wehrlos gegen bestimmte Mikroben aus irgendeinem Grund? Aber weshalb wird sie wehrlos? Grundfrage: Worin besteht Hautschutz? Wie kommt er zustande? Nebenfrage: Weshalb ist meine Haut geschützt? Weshalb habe ich kein Ekzem?)

11

... neigt zur Streuung über den ganzen Körper. (Das sind Aussichten!)

... Endogenes E. = Neurodermitis = Milchschorf. (Bitte? Milchschorf gleich Neurodermitis? Neurodermitis gleich Milchschorf? Milchschorf endogen? Von innen erzeugt? Milchschorf entsteht durch äußere Zufuhr von Milch, also exogen! Ohne Milch kein Milchschorf. Andererseits entsteht kein Milchschorf, wenn ein Kind in Milch gebadet wird, – also doch endogene Entstehung? Wo wird das im Körper entschieden? Vermutlich dort, wo Milch verdaut wird, – im Darm. Das hieße dann: Milchschorf = ein Darmproblem?)

Lexikon Herder

EKZEM, häufigste Hautkrankheit, uneinheitlich in Ursache, Dauer, Verlauf und Behandlung. Haut ist gerötet und meist mit Knötchen besetzt. Wichtigstes Symptom ist der unerträgliche Juckreiz. Die meisten E. sind allergische Reaktionen. (Das möchte ich entschieden bezweifeln, in Allergien kenne ich mich aus!)

... Die zweithäufigste Form entsteht durch sekundäre Infektion bei vorhandener Disposition (Leberkranke).

(Leberkranke sind besonders disponiert? Martin hat Probleme mit der Leber seit jenem verhängnisvollen Schluck Benzin, aber das liegt zwölf Jahre zurück! – Und nie hatte er Juckreiz! Nie ein Ekzem! Es muss ein Faktor dazugekommen sein, – aber welcher?)

Hautjucken

entsteht immer bei Gelbsucht bzw. bei Leberproblemen, insbesondere bei Fettleber. Symptome: Druck im rechten Oberbauch, Blähungen, Appetitstörungen, Ursachen: Alkoholmissbrauch, Intoxikation, Infektion, Fehlernährung, Harnvergiftung, Darmparasiten, Leukämie, Diabetes, Fehlen essentieller Fettsäuren. (Was trifft auf Martin zu? Nichts außer: Druck im rechten Oberbauch, gelegentlich Blähungen. Das kann nicht die Ursache sein! Darmparasiten? Oder überhaupt Darmprobleme? Martin neigt zu raschem Durchlauf, – seit Jahren! Rascher Durchlauf bedeutet immer: mangelhafte Verwertung der Nahrung; mangelhafte Verwertung der Nahrung könnte zu mangelhafter Versorgung der Haut führen, – ganz allgemein; könnte disponiert machen für Ekzem wie für Hautjucken – ganz allgemein. Das Ganze wäre also nichts als ein Darm-Sanierungsproblem?)

Als Martin spät abends ankommt, sieht er erschreckend aus: das Gesicht blass, fast grau; die Augenlider gerötet wie bei einem, der vor Schmerzen nächtelang nicht geschlafen hat. Er zeigt zuerst den rechten Arm: vom Handgelenk bis zum Ellbogen ist die Haut mit Schwären bedeckt, dicken, dunkelroten, nässenden Krusten, durchsetzt mit eitrigen Erhebungen, die aussehen wie winzige Zinnen über einem dunkelroten Wall.

„Die Beine sehen genau so aus!" sagt Martin, – „Besonders das linke. Hast du eine Ahnung, was das ist?"

Nein.

Nur mit äußerster Beherrschung gelingt es ihm, nicht zu kratzen und die Haut nicht in Fetzen vom Leib zu reissen.

5. März 1989 – Sonntag.

Das Problem packe ich nicht. Ich weiß gar nicht, aus welcher Richtung ich an das Problem herandenken soll. Keine Assoziation stellt sich ein, kein Vergleich, nichts. Der Juckreiz scheint unbeschreiblich. Das Liegen auf der kranken Haut unerträglich. Die letzte Nacht eine einzige Qual.

6. März 1989 – Montag.

Wieder eine entsetzliche Nacht. Was rot war, scheint noch röter, was dick war, noch dicker, noch eitriger; es scheint, als wolle das Ekzem sich weiter ausbreiten, über die Oberarme. Auch an den Oberschenkeln vereinzelte rote Pusteln. Juckreiz unverändert. Martin fährt zum Hautarzt in die Kreisstadt. Ich – mit seiner Erlaubnis – begleite ihn. Vielleicht kommt mir beim Frage-und-Antwort-Spiel zwischen Arzt und Patient die rettende Idee. Einem Arzt sagen Söhne mehr als der eigenen Mutter.

Dr. X., nachdem Martin Arme und Beine entblößt hat: „Was ist denn das?" Dr. X. geht in die Hocke, betrachtet die Haut des Patienten aus nächster Nähe, vermeidet jede Berührung.

Dr. X., sich aufrichtend: „Ich bin seit 35 Jahren Arzt, seit 30 Jahren Facharzt, – aber sowas habe ich noch nicht gesehen. Was für ein Ekzem! Von welchem Erreger? Eine bakterielle Infektion ohne Zweifel, aber von welchem Erreger?"

Der Arzt begibt sich an den Schreibtisch: „Junge, was hast du denn gemacht?"

„Nichts weiter," sagt Martin, „es begann eigentlich schon vor zwei Jahren, mit einer winzigen Stelle am linken Schienbein, die Stelle war extrem trocken und mit roten Punkten besetzt, ich vermied jede Berührung mit Wasser, ein Homöopath in der Stadt, in der ich arbeite, verordnete Stibiumsalbe, – das half eine Weile, aber plötzlich nicht mehr: die roten Punkte erschienen auch auf dem rechten Arm, letzten Winter auch auf dem rechten Bein und vor zwei Wochen hat es auch auf dem linken Arm angefangen, – trotz Stibium!"

Der Juckreiz sei nicht auszuhalten gewesen, berichtet Martin weiter, er traue sich nicht mehr, sich zu waschen.

Der Arzt seufzt, stützt den Kopf in die Hände: „Ein Ekzem an den belichteten Stellen!" sagt er.

„Wieso belichtet?" fragt Martin, – „ich trage stets lange Hosen und langärmlige Hemden."

„Eine photochemische Reaktion," sagt der Hautarzt unbeirrt, – „an den belichteten Stellen!" Martin verschluckt einen Einwand, zieht Hemd und Hose wieder an.

Dr. X.: „Ich vermute eine allergische Reaktion im Sinne einer Neurodermitis, aber ich sage Ihnen ehrlich, eine solche Neurodermitis habe ich noch nicht gesehn. Wir müssen probieren."

Der Doktor verordnet ein Antibiotikum, ein Cortisonpräparat, einen Flüssigpuder und einen gerbsäurehaltigen Badezusatz.

„Feucht will feucht," sagt Dr. X. zum Abschied, „– am besten," sagt er zu mir gewandt, – „Sie baden den ganzen Kerle."

Der Kerle ist 28 Jahre alt – und ich soll ihn baden?

Nachdem wir die Praxis verlassen haben, macht Martin seinem Ärger Luft: Antibiotika und Cortison! Mehr fällt denen heutzutage nicht mehr ein! Vielleicht weiß ein Allgemeinarzt mehr als ein Hautarzt? Also begeben wir uns zum Allgemeinarzt.

Der Allgemeinarzt Dr. Z.: „Aha! Ein massiver Befall!"

Martin: „An den Streckseiten."

Dr. Z.: „Jaja, an den Streckseiten der Extremitäten."

Der Doktor schüttelt den Kopf. „Eine Neurodermitis, wie ich sie noch nie gesehen habe. In dreißig Jahren Praxis habe ich sowas noch nicht gesehen. Aber die Umwelt wird ja immer verdreckter, da wundert einen nichts mehr. Neurodermitis ist eine Allergie, – aber was für eine? Ausgelöst durch was?"

„Oder ist das ein Lupus?" fragt Martin.

„Ein Lupus?" fragt der Arzt zurück, – „Sie meinen: Hauttuberkulose? Also das ist es mit Sicherheit nicht. Lupus sieht völlig anders aus. Nein, wir müssen den Körper umstimmen, mittels Eigenblut, dazu Procain, dazu Coffein, so wirkt es am besten, man sieht schon nach der ersten Injektion, ob es hilft oder nicht. Wenn es hilft, machen wir jede Woche eine Injektion, drei Wochen lang, – danach muss man sehen."

Martin erregt: „D a n a c h ? Nach drei Wochen muss man weitersehen? In drei Wochen muss das wegsein!"

Der Arzt bleibt gelassen. „Junger Mann," sagt er gütig, „rechnen Sie mit einem halben Jahr, – mindestens!"

Martin bleibt hartnäckig: „In drei Wochen muss ich zurück zur Arbeit."

Dr. Z.: „Ich sage Ihnen eins: seien Sie froh, wenn das überhaupt wieder weggeht!"

Schweigend entblößt Martin den Arm, aus dem der Arzt Blut entnimmt, das er mit einer Substanz vermengt. Das Gemisch injiziert er in Martins Gesäßbacke. Der Arzt will etwas Trostvolles sagen: „Noch heute Abend spüren Sie eine Besserung – oder die Therapie ist falsch."

Damit sind wir entlassen.

In hinreichender Entfernung vom Haus des Allgemeinarztes macht Martin seiner Erbitterung Luft.

„Gibt es denn nicht mehr die klassische Inspektion des Patienten durch den Arzt? Warum will denn keiner meine Zunge sehn? Oder meine Fingernägel? Meine Zunge ist zerklüftet, die Fingernägel sind brüchig, – hat das vielleicht nichts zu sagen? Keiner fragt nach meiner Verdauung, nach meinen Essgewohnheiten, als sei das unwichtig; keiner macht ein Blutbild. Vielleicht ist es völlig entgleist? Im Grunde wollen sie gar nicht wissen, was mir fehlt, sie verordnen und kassieren, der Kranke ist letztes Endes schnuppe." (Keiner fragt, was ihm f e h l t ! Richtig! Das ist die Frage. Was f e h l t Martin zur Gesundheit; an welchem Defizit leidet er? Kommt das Defizit aus der Ernährung? Martin meidet alle Gifte. Er raucht nicht, trinkt keinen Alkohol, keinen Kaffee, isst kein Fleisch, – also? Dennoch Querrisse in der Zunge und brüchige Fingernägel. Schreit das nicht vor Vitaminmangel? Vor einigen Wochen habe ich meine Notizen zum Thema Vollwerternährung gesichtet: in dem umfangreichen, vom Apotheker im Dorf seit Jahren gesammelten Material fanden sich Bemerkungen zu Vitaminmangel-Erkrankungen in Geschichte und Gegenwart. So viel wurde deutlich: Vitaminmangel führt zu Erkrankungen schwersten Grades. Dennoch werden Vitaminmangel-Krankheiten in Europa kaum mehr ernstgenommen, – mit der Begründung: im satten, überernährten Europa komme Vitaminmangel nicht vor. Was für eine Logik! Wer so argumentiert, hat keine Ahnung von den Essgewohnheiten der Leute und keine Vorstellung von der schleichenden Entwertung der Nahrung durch den modenen Anbau-Unfug und schon gar keinen Schimmer vom Problem der Vitaminaufnahme im Darm. Wer, bitte, hat in Europa noch einen gesunden Darm? Wessen Darmflora ist im Lot? Martins offensichtlich nicht: er hat Durchlauf seit Jahren.)

„Gibt's denn keinen vernünftigen Arzt in der Gegend?" fragt Martin.

Doch, gibt es.

Dr. Y., ein junger Homöopath, der erst seit wenigen Jahren praktiziert, genießt inzwischen einen sensationellen Ruf. Es ist Mittag. Dr. Y.s Sprechstunde beginnt erst wieder um fünfzehn Uhr. Martin will nichts essen. Er will nur gehen. Gehen, gehen, gehen. Nur gehen. Dem Juckreiz entgehen. Zwei Stunden lang wandern wir über die Zollernalb. Als wir um halb drei Dr. Y.s Wartezimmer betreten, ist es bereits überfüllt. Die Leute sitzen zum Teil im Labor, andere im Flur – auf Notsitzen. Wir nehmen auf der Treppe Platz. Abends um sieben öffnet sich für uns die Tür zum Sprechzimmer. Der junge, ein wenig zur Korpulenz neigende Dr. Y. fragt: Was kann ich für Sie tun?

Martin sagt nichts, lässt einfach bloß die Jeans fallen.

17

„Was haben Sie denn da?" fragt Dr. Y. und starrt mit kaum ver-hülltem Entsetzen auf Martins Beine. Dann deutet er auf den Schragen, auf den Martin sich legen soll. Dr. Y. untersucht das Ekzem mit der Lupe. Tief beugt sich der Arzt hinunter zu den Streckseiten der Extremitäten, betrachtet ausführlich die aufge-worfenen dunkelrotbraunen nässenden Krusten, denkt nach, lässt wieder und wieder die Augen hin und her wandern zwischen Schienbein, Knöchel und Knie. Endlich richtet Dr. Y. sich auf und sagt: „Also ehrlich: sowas hab ich noch nicht gesehn. Ich prakti-ziere jetzt seit fünf Jahren, – aber eine solche Neurodermitis hab ich noch nicht gesehn. Kommen Sie mit Giften zusammen? Was arbeiten Sie?"

Martin berichtet, er arbeite als Dramaturg beim Theater.

„Also von daher kommt es nicht," sagt der Arzt, „das können wir ausschließen."

„An den Armen sieht es genau so aus." sagt Martin.

„Das kann ich mir denken.", sagt Dr. Y. und seufzt, „Was für eine Allergie!"

Ein langes Schweigen entsteht. Martin erwähnt seine Essgewohn-heiten, bekennt, er habe in letzter Zeit viel süßes Zeug gegessen, Kuchen, Schokolade, süße Stückchen, habe auch öfter Kakao getrunken.

„Aha. Sonstige Genussgifte?"

„Keine," sagt Martin, „ich rauche nicht, trinke weder Kaffee noch Alkohol und esse kein Fleisch."

„Aha."

„Aber ich esse häufig mein Lieblingsdessert: Tiramisu."

„Aha." (Aha! aha! aha! Martin ist überzuckert! Er ist kohlenhy-dratübersättigt! Er ist ein Pudding-Vegetarier – ohne Mineralien, ohne Ballaststoffe, ohne Vitamine! Aber gerade Kohlenhydrate brauchen zu ihrer Verstoffwechselung Vitamine, – wo kriegt man die her bei Tiramisu? Kuchen? Kakao? Tiramisu enthält außerdem rohes Eiweiß! Und rohes Eiweiß zerstört die B-Vitamine, der Stoff heißt Avidin, so stand es im Vollwert-Material des Apothekers).

Als errate Martin meine Gedanken, sagt er: „Vielleicht ist das ein Ernährungsproblem? Ein Vitaminproblem?"

Dr. Y. beachtet die Frage nicht. Er macht sich Notizen. Denkt nach. Holt aus einem Kästchen kleinkariertes Papier, trägt Kreuzchen ein, vergleicht das Kreuzchenmuster mit einem andern Kreuzchenmuster.

Dr. Y. belehrend: „Neurodermitis ist kein Vitaminproblem. Schlafen Sie schlecht?"

„Unterschiedlich, nicht ausgesprochen schlecht, aber auch nicht gut." sagt Martin

Dr. Y.: „Kommen Sie morgens gut aus dem Bett?"

„Nein, ich bleibe lieber liegen."

„Müssen Sie nicht schnell raus wegen Stuhlgang?"

„Nein." (Aber ja! Martin hat seit Jahren Durchlauf, das sagt er nicht, – ich natürlich auch nicht, ich darf meinen Sohn nicht korrigieren, das haben Söhne nicht gern.)

Statt den Durchlauf zu erwähnen, sagt Martin: „Am ersten April muss das weg sein."

Der Doktor schweigt. Holt neue Blätter mit neuen Kreuzchenformationen, vergleicht wieder.

„Gibt es in der Familie Diabetes?"

„Nicht dass ich wüsste."

(In diesem Augenblick leuchtet ein Wort in meinem Innern auf wie ein Signal in dunkler Nacht, wie ein Wegzeiger nach langer Fahrt: PELLAGRA! Die gefürchtete Pellagra! Die schreckliche Pellagra! Die angeblich in den „maisverzehrenden Ländern" wohlbekannte Pellagra! So steht es in meinen Notizen zur Vollwerternährung. Nach den Beschreibungen dort muss das rätselhafte Ekzem – Pellagra sein, denn zum Erscheinungsbild von Pellagra gehört all das, worunter Martin leidet: der irrsinnige Juckreiz, die roten nässenden Schwären auf Armen und Beinen, die übergreifen wollen auf die Oberlider, Martins Übellaunigkeit, Martins große Müdigkeit. Als ich mich im Januar mit dem Thema Vollwerternährung beschäftigte, fiel mir auf, dass in den Unterlagen, die mein Apotheker mir zusammengestellt hatte, sich viele Aufsätze fanden, die sich mit Vitaminversorgung und Vitaminmangelkrankheiten beschäftigten, so als gebe es mitten im wohlgenährten Europa Vitaminmangel, – eine zunächst wenig einleuchtende Annahme. Doch die Lektüre zeigte schnell, dass die Gelegenheiten hierzulande, in einen Vitaminmangelzustand zu geraten, viel zahlreicher sind als für gewöhnlich angenommen. Die Untersuchungen legten dar, dass Vitaminmangel nicht nur durch falsche Ernährung entsteht, sondern auch und vor allem durch die Zerstörung der Darmflora mittels Medikamenten – z.B. durch Antibiotika, durch die biochemischen Reaktionen von Antivitaminen oder Vitamin-Antagonisten – z.B. Sulfonamide, durch tumorhemmende Mittel, genannt Zytostatika, durch Saponine oder Sapotoxine, also giftige seifenartige Pflanzenstoffe wie zum Beispiel in Hustenmitteln oder in Lakritz, durch Alkohol und eben auch durch Mais, weil Mais erstens keine B-Vitamine enthält und zweitens die Aufnahme (Resorption) der B-Vitamine im Darm blockiert und genau das führt zu Pellagra. Die Krankheit Pellagra manifestiert sich zweifach: auf der Haut und an den Nerven.

Auf der Haut entstehen: dunkelrotbraune Geschwüre, die nässen, schuppen, verkrusten und – maßlos jucken. Sie entwickeln sich mit Vorliebe auf den Gliedmaßen, können aber auch Kopf und Rumpf befallen, Gesicht und Hals und zwar bei Kind und Greis, Mann und Frau. Kein Alter und kein Geschlecht bleibt davon verschont, wenn die Voraussetzungen gegeben sind, – wichtigste Voraussetzung ist der eklatante Mangel an B-Vitaminen, insbesondere an denen der B2-Gruppe. Zur B2-Gruppe zählen: B2 im engeren Sinn gleich Riboflavin, Niacin, Pantothensäure, Biotin und Folsäure. Diese Gruppe von Vitaminen ist, – so hieß die Begründung, – verantwortlich für den Zustand der Oberhaut und der Nerven, – für beide zugleich! – Weil beide ursprünglich aus demselben Keimblatt entstammen. Fehlen die Vitamine der B2-Gruppe, so entstehen die dunkelrotbraunen Ekzeme mit ihrem verrückten Juckreiz oder/und Zungenbrennen, Mundfäule, Hautrisse, eine extrem dünne Haut und dazu die Nervensymptome: ständiges Müdesein, ständiges Überreiztsein, schlechter Schlaf, Gedächtnisschwäche oder auch völlige Verblödung. Die Ursache von alldem liegt im Darm, liegt in der mangelhaften Resorption der B-Vitamine, weshalb ja auch Verdauungsanomalien zu den typischen Begleiterscheinungen von Pellagra gehören, zumeist chronischer Durchfall, dünner Stuhl, – an welchem Martin seit Jahren leidet. Gesetzt: Neurodermitis ist identisch mit Pellagra, dann muss sie zu kurieren sein mit einer simplen Doppelstrategie: den Darm sanieren und die B-Vitamine zuführen, – höchst simpel! – Der Doktor denkt nach und mir schießen diese Gedanken mit rasender Eile durch den Kopf und als der Doktor wieder zu sprechen anfängt, steht mein Entschluss schon fest.

Dr. Y.: „Also genau weiß ich es nicht. Neurodermitis ist eine Allergie, aber keiner weiß, woher sie kommt, ich habe mit dieser Krankheit noch wenig Erfahrung, – so oft kommt sie zum Glück nicht vor." (Und ich denke: bei Martin trifft dank seiner blöden Ernährung eine mangelhafte Vitaminzufuhr auf eine mangelhafte Vitaminresorption, denn wie kann die Resorption gut sein bei gestörter Darmflora, Stichwort: Durchlauf! Und wie kann die Darmflora gesund bleiben bei ungesunder Ernährung, Stichwort: süßes Zeug. Kranke Ernährung, – kranker Darm. Kranker Darm, –

kranker Mensch. Kuchen, Kakao, Tiramisu – lauter vitaminfressende Nahrungsmittel, die eine erhöhte Vitaminzufuhr verlangen. Was m u s s also geschehen, wenn eine verminderte Zufuhr auf eine mangelhafte Resorption trifft – bei e r h ö h t e m Bedarf? Bei Martin wird der Vitaminmangel geradezu potenziert!)

Dr. Y.: „Wenn ich alles vergleiche, komme ich auf Schwefel. Ich verordne Schwefel immer als Hochpotenz, in Kügelchen."

Dr. Y. verordnet Sulfur Globuli LM VI. (Natürlich kann man auch auf Sulfur kommen, denn Sulfur ist ein Stoffwechselmittel mit breitem Anwendungsgebiet: heftiges Verlangen nach Süßem und stagnierende Körpersäfte deuten auf Sulfur, auch grauer Teint und unangenehmer Körpergeruch, vor allem bei gleichzeitiger Abneigung gegen kaltes Wasser, – was bei Martin alles zutrifft; aber der Homöopath könnte auch an Phosphor denken, denn Martins Nervenschwäche, sein erschöpfter Zustand, seine Leber- und Gallenprobleme deuten auf Phosphor nicht minder als seine weißbelegte Zunge, aber auch Lycopodium käme in Frage, darauf deuten Martins Missmut, seine Hypochondrie, seine Blähungen...)

Aber Dr. Y. sagt: „Sulfur." Und setzt hinzu: „Eines kann ich Ihnen garantieren: bis zum ersten April ist das nicht weg."

Martin fassungslos: „Nicht?"

Dr. Y.: „Nein. Nehmen Sie die Sulfurkügelchen abends vor dem Essen – und nehmen Sie sie vorsichtig."

„Vorsichtig?" fragt Martin, – „was heißt das?"

Ohne Martins Frage zu beachten, sagt Dr. Y.: „Lassen Sie sich wieder sehen, – wenn es gar nichts wird."

So sind wir entlassen. Auf dem Heimweg faucht Martin: „Sulfurkügelchen! Vorsichtig! Aber für meine Ernährungslage hat er sich nur am Rande interessiert, auf das Vitaminproblem ging er nicht ein, meine Zunge wollte er nicht sehen, so wenig wie meine Fingernägel."

„Deine knallroten Lippen hat er nicht bemerkt," ergänze ich, „und nicht die eingerissenen Mundwinkel und nicht den Mundgeruch." Das mit dem Mundgeruch hätte ich nicht sagen sollen. Martin verliert die Beherrschung. „Und jetzt?" schreit er, – „was jetzt? Du glaubst doch auch nicht, dass die Schwefelkügelchen helfen, – oder?"

Nein, glaube ich nicht.

„Hast du vielleicht eine bessere Idee?"

„Ja, hab ich. Und am ersten April bist du geheilt." (Das war tollkühn, aber wenn meine Analyse stimmte, musste es klappen.)

„Ach ja," höhnt Martin, – „und du kriegst den Nobelpreis für Medizin!"

Er war erbittert und voller Zweifel, er wusste nichts von meinen Überlegungen – und wollte auch nichts davon hören. „Lass mich in Ruhe!" schrie er. Dann, nach einer Pause: „Vielleicht bringt die Eigenblutinjektion doch eine Besserung. Heute Abend wissen wir mehr." setzte er versöhnlicher hinzu.

Ich war sicher, die Eigenblutinjektion konnte keine Besserung bringen, denn hier handelte es sich nicht um eine „allgemeine Umstimmung", sondern um die Wiederherstellung einer bis in die Tiefe zerstörten Hautstruktur – und um die Wiederherstellung einer darniederliegenden Darmflora.

Tatsächlich erwies sich die Umstimmungstherapie als Schuss ins Ofenrohr. Gegen Abend verschlimmerte sich das Ekzem auffallend, die geschwürigen Stellen vergrößerten sich, immer mehr rote Pusteln tauchten auf, – „Und der Juckreiz," sagte Martin, „ist überhaupt nicht mehr zu beschreiben." Dennoch klammerte er sich an eine vage Hoffnung. „Vielleicht," sagte er, „ist das die klassische Erstverschlimmerung – und danach wird alles besser." „Aber der Arzt," gab ich zu bedenken, „hat gesagt, es müsse bereits heute Abend besser werden – und nicht erst-verschlimmert."

„Dein Widerspruchsgeist" sagte Martin wütend, „hat etwas Destruktives." Er schwieg verbissen. Dann griff er nach den Schwefelkügelchen. „Jetzt bleiben mir nur noch diese." sagte er und nahm fünf Kügelchen, wie verlangt, vor dem Essen, eins nach dem andern, langsam, vorsichtig, – wie verlangt.

7. März 1989 – Dienstag.

Effekt der Sulfurkügelchen gleich Null. Aber Martin fände es dem Arzt gegenüber unfair, den Versuch jetzt schon abzubrechen und will noch einen Tag zugeben, was bedeutet: noch eine Sulfurkügelchen-Nacht. In meinen Augen pure Zeitverschwendung. Und eine Verschwendung seiner Seelenkräfte, mit deren Hilfe es ihm immer noch zu gelingen scheint, dem Juckreiz zu widerstehen und – kaum zu kratzen.

8. März 1989 – Mittwoch.

Beginn der Therapie!

Martin entnervt. Ekzem und Juckreiz unverändert. Martin will meine Analyse nicht hören, stellt alles, was ich sage, heftig in Frage. Im Grunde will er – aus der Haut fahren. „Pellagra!" sagt er höhnisch, – „Pellagra! Sonst noch was?"

Erst Stunden nach dem Frühstück ist er bereit, – rein hypothetisch! und nur vorläufig! mit allem inneren Vorbehalt! – wie er betont, meinen Therapievorschlag anzuhören, zumal er findet, seine Arme und Beine seien inzwischen nicht mehr nur rot, krustig, nässend, eitrig und juckend, sondern auch geschwollen. Die roten Pusteln haben übergegriffen auf die Oberarme und das Gesicht. Er ist bereit, – mit allem inneren Vorbehalt, rein hypothetisch, – ein Vitamin-B-Komplex-Präparat einzunehmen. Meine These: Neurodermitis ist nichts als Pellagra und diese ist nichts als die extreme Erscheinung eines Vitamin-Defizits der B-Gruppe – kontert er sofort: „Warum nicht die Erscheinung eines extremen Vitaminmangels oder die extreme Erscheinung eines extremen Vitaminmangels? Wenn schon," sagt er, und hält mir ein Lexikon unter die Nase, – „dann ist Pellagra die Folge eines Defizits an Vitamin B2 und an Niacin. So steht es hier."

Ja, so steht es im Lexikon. In den Büchern steht: B2-GRUPPE – einschließlich Niacin. Aber egal: mein medizinischer Instinkt sagt mir, dass hier mehr im Spiel ist als nur zwei Vitamine, zumal alle untereinander in Verbindung stehn, miteinander kooperieren, B-Vitamine sind interdependent. Und außerdem – und das ist für Martin das einleuchtendste Argument –: Warum sollen denn bei seinen törichten Ernährungsgewohnheiten ausgerechnet nur diese beiden Vitamine fehlen aus der B-Gruppe? Hat er vielleicht ausreichend B1 zugeführt? Aß er täglich Bierhefe? Oder Bäckerhefe? Oder Weizenkörner? Oder Nüsse? Eigelb? Kartoffeln? Bohnen, Erbsen, Linsen? Oder gar Schweinefleisch? Denn wahrhaftig: Schweinefleisch enthält Vitamin B1. Martins Hauptnahrung der letzten JAHRE! bestand aus Weissmehlzeug und Zucker. Fazit: neben B1 und B2 und Niacin fehlen ihm mit Sicherheit auch die andern B-Vitamine, einschliesslich Folsäure. Und nicht erst seit letzten Winter, sondern die ganzen drei Jahre, die er beim Theater arbeitet, denn seit dieser Zeit ernährt er sich nach zwei Grundsätzen: Die Nahrungsbeschaffung muss erstens schnell und bequem sein (also Fertigprodukte) und sie muss zweitens – schmecken (also süß sein). Im Grunde genommen, sagt Martin, hat er sich so auch schon während seiner Studentenzeit ernährt, – also bereits fünf Jahre vor der Theaterarbeit, macht zusammen acht Jahre Fehlernährung. Und da soll die Hautstruktur nicht bis in die Tiefe zerstört sein? Soll nicht wehrlos sein gegen beliebige Erreger? Es ist geradezu verwunderlich, dass die Krankheit nicht schon früher ausbrach. Aber der menschliche Körper ist ein wahrer Kompensationskünstler.

Die Natur ist erfinderisch und – gütig. Geradezu verzweifelt versucht sie, Gesundheit und Leben zu erhalten. Also wird die Natur bereitwillig mitspielen, wenn der törichte Mensch Martin endlich anfängt, der Natur zu geben, was ihr zukommt: natürliche Ernährung.

Der törichte Mensch Martin ist halb und halb überzeugt, dass es nicht gänzlich falsch sein kann, wenn wir seinem Körper die ganze Palette der B-Vitamine zuführen.

Etwa um halb elf Uhr vormittags schluckt er die beiden Tabletten (Vitamin-B-Komplex und Folsäure) zusammen mit zwei Kaffeelöffeln Joghurt, – mehr ist ihm nicht abzunötigen. Er sträubt sich gegen Joghurt, weil er die Begründung nicht einsieht: gerade Joghurt saniere die Darmflora. „Wieso?" fragt er misslaunig, – „was hat Joghurt mit meinem Darm zu tun?" Ich versuche, mein heftiges Temperament zu zügeln und erwähne mit sanfter Stimme die Milchsäurebakterien, welche rechtens den Dünndarm besiedeln. „Komm mir nicht mit den Mystifikationen von rechts- und linksdrehender Milchsäure." braust er auf. Der Juckreiz muss unbeschreiblich sein. „Ja, es ist," sagt Martin, „als fahre dauernd einer mit dem heißen Bügeleisen über die Haut."

„In vier Stunden," behaupte ich, „spürst du eine Besserung, – wenn meine Vitaminthese stimmt."

„Wenn!" sagt Martin und geht nervös durch die Zimmer. Wieder will er nur gehen, gehen, gehen, dem Schmerz entgehen. Mittagessen lehnt er ab.

Gegen zwei Uhr mittags, drei Stunden und eine halbe nach der ersten Vitamineinnahme stellt er sich nachdenklich vor mich hin und sagt: „Komisch, ich habe den Eindruck, – der Juckreiz lässt nach. Vielleicht irre ich mich, es ist schwer zu sagen, – aber er scheint schwächer."

Gegen vier Uhr nachmittags sagt er: „Der Juckreiz ist noch da, – aber so, dass ich ihn aushalten könnte, ohne zu kratzen, ohne kratzen zu müssen." Martin ist bereit, ohne Widerrede die zweite Tablettenration zu nehmen, – etwas vorzeitig, denn ich hatte ihm einen Sechsstunden-Abstand für die Einnahme vorgeschlagen. Spät am Abend, kurz vor dem Schlafengehn, umrundet er den Tisch, murmelt, schüttelt den Kopf. „Ich begreife es nicht," sagt Martin, – „der Juckreiz ist weg. Einfach weg. Ich spüre nix mehr. Verrückt! Erklär mir das!"

Ich habe keine Erklärung für das rasche Verschwinden des Juckreizes, nur eine Deutung: die Therapie kann nicht ganz falsch sein. Wenn eine äußere Erscheinung (Juckreiz) durch eine innere Maßnahme (B-Vitamine plus Joghurt) verschwindet, dann war die innere Maßnahme wirkungsvoll. Eine derart entschiedene Wende zum Besseren lässt keine andere Deutung zu. Oder? Andererseits ist am Ekzem nicht die geringste Veränderung zu sehen. Es hockt auf der Haut wie getrocknete Lava; wie eine bösartige fremde Masse, – genau wie vor der Vitamin-Einnahme. Aber so rasch kann eine derart massive Kruste nicht verschwinden. Sie müsste erst einmal dünner werden oder heller oder beides oder bröckliger. Aber sie sitzt wie aufgeschweißt. Nein, sie sitzt wie eine Konstruktion von innen, die nach außen reicht.

Wenn jetzt das Ekzem noch verschwindet, sagt Martin, – erkläre ich dich zur artista medicinae assoluta. Gut gelaunt nimmt er die dritte B-Ration zusammen mit einem halben Joghurt, – „Obgleich mir die Joghurt-Schiene nicht einleuchtet," sagt er mit Nachdruck. Aber so schnell verschwindet ein Ekzem nicht. Trotz des Anfangserfolgs habe ich das Gefühl, vor einer undurchdringlichen Wand zu stehn.

9. März 1989 – Donnerstag.
Nein, so schnell verschwindet ein Ekzem nicht. Es sitzt auf Armen

und Beinen völlig unverändert. Und das Schlimmste: der Juckreiz kommt zurück. „Vielleicht ist die ganze Vitamin-Schiene falsch." sagt Martin, – aber wie kann sie falsch sein, wenn sie gestern – sie allein! – eine signifikante Veränderung herbeiführte. Immerhin war der Juckreiz weg, einen Abend und eine Nacht! Erst zum Frühstück meldete er sich zurück.

„Ein vorübergehender Erfolg ist keiner." sagt Martin und beharrt auf einer Erklärung. Warum Vitamine überhaupt und warum gerade die B-Gruppe? Er verlangt eine genaue wissenschaftliche Erklärung: hieb- und stichfest!

Nun gut: Vitamine sind Stoffwechselhilfsstoffe, sie katalysieren Stoffwechselprozesse. Ohne Stoffwechsel gibt es kein Leben. Stoffwechsel gehört zu den fundamentalen Vorgängen im lebenden Organismus, – neben Wachstum, Fortpflanzung und Reizleitung. Stoffwechselprozesse sind komplizierte chemische Umsetzungen und bedürfen auf jeder Stufe bestimmter Steuerungselemente, genannt Enzyme. Enzyme bedürfen ihrerseits bestimmter Hilfsstoffe, genannt – Vitamine.

„Beziehungsweise," sagt Martin, „Vitamine sind Teil von Enzymen, sogenannte Co-Enzyme, wenn ich mich an meine Schulzeit richtig erinnere, – du meinst, Pellagra beziehungsweise Neurodermitis sei die Folge einer Stoffwechselstörung, ausgelöst durch einen bestimmten Vitamin- beziehungsweise Enzym- oder Co-Enzymmangel, – korrekt?"

Ausgelöst durch einen langjährigen Mangel an Vitaminen der B-Gruppe, – korrekt.

Aber so schnell war Martin nicht zufrieden. „Was, bitte," sagt er, „hat zum Beispiel B1 mit meinem Problem zu tun?"

Es hilft nichts, ich komme um die Details nicht herum. B1 (Thiamin, Aneurin) wirkt als Coenzym bei 24 Enzymen. Das allein schon dürfte seine Wichtigkeit zeigen, es ist unentbehrlich für den Stoffwechsel von Kohlehydraten, insbesondere Zucker, Kuchen etcetera, ein Kuchenesser hat immer einen erhöhten B1-Bedarf. Außerdem: B1 unterstützt Insulin. Ferner: B1 ist wichtig für alle Zellen mit erhöhtem Kohlehydratverbrauch, alsda sind: Nervenzellen und Herzmuskelzellen, B1-Mangel führt im Extremfall zur tödlichen Herzmuskelschwäche Beriberi, weniger extrem zu niedrigem Blutdruck und niedriger Körpertemperatur (mir scheint, Martin friert leicht), zu Kribbeln an Armen und Beinen und zu Nervenentzündungen. An B1-Mangel leiden nicht nur immer Alkoholiker, sondern auch Leute mit gestörter Darmflora, – also Schokoladeesser mit Durchlauf, die leicht frieren.

Na gut, B1 ist genehmigt.

Auch B2 (Riboflavin, Lactoflavin) unterstützt Insulin und wirkt an der Zellatmung mit. Typische B2-Mängel sind brüchige Nägel, abnorm rote Lippen, Mundwinkelrisse, Mundfäule, Hautabschuppungen. – Kein Kommentar, B2 ist genehmigt.

Nach alter Überzeugung begünstigt ein Mangel an B2 den Ausbruch von Pellagra, die hierzulande Neurodermitis heißt, erlaube ich mir hinzuzufügen.

„Ich sagte ja, einverstanden," gibt Martin schon wieder gereizt zurück.

Niacin (Nicotinsäureamid), auch PP genannt, nämlich Pellagra-preventing-factor, – was so nicht stimmt! – ist Bestandteil vieler Co-Enzyme. Niacin wird in der gesunden Leber gespeichert, – aber wer hat die schon? – Und von gesunder Darmflora synthetisiert, – aber wer hat die schon? Zu den typischen Mangelerscheinungen gehören: rauhe Haut, Schleimhautentzündungen, zerklüftete Zunge –

Aha!

– gastro-intestinale Störungen, zum Beispiel Durchlauf, –

„Wieso? Ich denke das ist eine Frage von B1?"

Nicht nur. Zu den Mangelerscheinungen von Niacin gehören

außerdem Störungen im peripheren Nervensystem wie Zittern, Kribbeln und Taubheit von Händen und Füßen, auch Delirien und Halluzinationen.

„Besten Dank," sagt Martin, „ich wusste nicht, dass du mich für spinnert hältst."

Ich überhöre Martins Bemerkung. Es geht darum, ihm begreiflich zu machen, wie sehr und wie genau hautwirksame Vitamine immer zugleich das Nervensystem beeinflussen. So ist es nicht verwunderlich, dass Niacinmangel sich sowohl in Störungen der Haut und der Schleimhaut einschließlich des Darmepithels auswirkt wie auch in Störungen des Nervensystems. Eine Krankheit, die ausdrücklich Neurodermitis heißt, bedarf prinzipiell jener Vitamine, deren Eigenart genau darin besteht, immer zugleich auf beide zu wirken, auf Haut und Nerven.

Ich habe begriffen, sagt Martin, – an Niacin führt kein Weg vorbei. Zumal Niacin ein Musterbeispiel dafür ist, wie schnell sich hier ein Teufelskreis etabliert: Darmstörungen führen zu Niacinmangel, Niacinmangel führt zu Darmstörungen, welche zu Niacinmangel führen, welcher zu Darmstörungen führt... Hält dieser Zustand eine gewisse Zeit an, ist die beste Ausgangsbasis für Neurodermitis geschaffen. Dasselbe gilt für Alkoholiker, deren Darmepithel gar nicht gesund sein kann, weil Alkohol die Darmflora ruiniert. Dasselbe gilt für eine Antibiotika-Therapie, die immer zugleich eine Attacke auf die Darmbakterien darstellt. Ich könnte mir denken, dass unter den Neurodermitikern eine große Anzahl von Antibiotika-opfern zu finden ist.

Martin wird ungeduldig. „Nicht unser Thema!" behauptet er, – „Weiter! Welche Vitamine fehlen noch in der Palette?"

Es fehlen noch Folsäure, B12, B6, Pantothensäure und Biotin, wobei Biotin lange Zeit als Vitamin H geführt wurde, aber eindeutig hautrelevante Wirkungen hat.

„Mach es kurz!" sagt Martin, – „genau, aber kurz!"
Er verlangt das Unmögliche. Aber seine Ungeduld, seine Übellaunigkeit, seine Gereiztheit scheinen neurodermitis-bedingt. Wenn
seine Nerven so kaputt sind wie seine Haut, ist er entschuldigt. „Folsäure," sage ich, „ist generell wichtig für den Stoffwechsel der
Haut, weil Folsäure zuständig ist für die Zellteilung, – neben anderen Aufgaben natürlich, denn alle B-s haben als Co-Enzyme immer
viele Aufgaben. Folsäure als Zellteilungsfacharbeiter ist unverzichtbar für Gewebe mit hoher Zellteilungsrate, also für Blutzellen,
für die Zellen der Darmschleimhaut, der Mundschleimhaut, für
Haare, Knochen, Nägel, – logisch, dass Folsäuremangel zu rauher,
rissiger Oberhaut führt, zu zerklüfteter Zunge, Mundwinkelrissen,
Mundschleimhautentzündungen, aber auch zu Resorptionsstörungen im Darm, zu Wachstumsstörungen von Haaren, Knochen, Nägeln. Folsäuremangel besteht immer bei Alkoholikern, wie
überhaupt bei Leuten mit Leber- und Darmschäden beziehungsweise bei solchen, die versehentlich einmal Benzin verschluckten."
„Kein Kommentar." sagt Martin und ich weiß, dass er an jenen verhängnisvollen Benzinschluck nicht mehr erinnert sein will, wohl
weil er selber dauernd daran denkt.
„Folsäure," doziere ich weiter, „besteht naturgemäß bei Schwangeren, weil die zusätzliche Zellteilungsrate des heranwachsenden
Kindes zusätzlich Folsäure beansprucht. Es wäre nicht verwunderlich, wenn Frauen während der Schwangerschaft oder nach
der Entbindung von Pellagra beziehungsweise Neurodermitis befallen werden."
„Bei Gott nicht mein Problem!" braust Martin auf, „– Weiter! Folsäure genehmigt."
„Der Vollständigkeit halber muss erwähnt werden, denn du sollst
etwas fürs Leben lernen, – dass Folsäuremangel immer eintritt
nach einer Behandlung mit Zytostatika, – denn diese sind der

erklärte Feind der Folsäure – und umgekehrt."

„Weiter!"

„B12 (Kobalamin) ist der Teampartner von Folsäure, weil B12 die Folsäure aktiviert, indem sie sie in Folinsäure überführt und damit ihre Wirkung um das x-fache steigert. Aber abgesehen davon ist B12 an der Steuerung des gesamten Fett- und Kohlehydratstoffwechsels beteiligt. Und B12-Mängel sind gravierend: sie betreffen alle Blutzellen, insbesondere die roten Blutkörperchen, sodass B12-Mangel zu bösartiger Anämie führt, aber auch zu Zungenbrennen und Zungenentzündung und zu einer Verkümmerung der Zungenpapillen und obendrein zu massiven Störungen im Nervengewebe."

„Betrifft mich ja wohl nicht." sagt Martin.

„B12-Mangel findet sich immer bei Magenoperierten und – bei extremen Vegetariern, zumal wenn diese zugleich unter Darmstörungen leiden, Stichwort: Durchlauf."

„Meinetwegen auch B12."

„Im vorgerückten Alter –"

„Danke!" schreit Martin, „Ich bin gerade mal 28, falls du das vergessen haben solltest!"

„Bei alten Leuten findet sich häufig ein Mangel an B12, weil die säurereproduzierenden Belegzellen des Magens im Lauf der Zeit verkümmern, da sie aber zugleich den berühmten intrinsic factor produzieren und da dieser die Aufgabe hat, B12 auf seinem Weg in den Darm vor Zerstörung zu schützen, kommt es im Alter – sorry – zu einem Mangel an B12. Da B12 und Folsäure aber Stoffwechselpartner sind, – kannst du dir die Auswirkung vorstellen."

„Ich habe nicht die Absicht, alt zu werden." sagt Martin trotzig, – „Ich will nur das Ekzem loswerden, weiter nichts."

Aber da wir nun schon dabei sind, muss er auch noch den Rest hören: „Wegen der engen Abhängigkeit von B12 und Folsäure gehen ihre charakteristischen Mängel häufig ineinander über. Ein

B12-Mangel führt immer zu einer Unterversorgung mit Folsäure, weil deren Aktivierung unterbleibt, – mit allen Folgen."

„Es geht um m e i n Ekzem – und nicht um die abstrakten Problemmöglichkeiten alter Leute." sagt Martin mit steigender Ungeduld. „Ich will nur wissen, was mit mir zu tun hat und zwar in diesem Augenblick, was künftig sein könnte, interessiert mich überhaupt nicht."

Ich versuche, B6, Pantothensäure und Biotin zusammenzufassen; Martin ist mit den vielen Einzelheiten überfordert. „Und außerdem," sagt er, „wozu die Details, alles ist mit allem verknüpft, alles ist von allem abhängig in die Kreuz und in die Quer, ich bin ja schon bereit, sämtliche B-Vitamine zu schlucken, – wenn nur der Juckreiz wieder verschwindet. Und außerdem, wenn unsere praktizierenden Ärzte die Einzelheiten etwas genauer im Kopf hätten, dann wäre ihnen längst klar, was Neurodermitis ist, – beziehungsweise Pellagra. Und wie sie kuriert werden muss. Nämlich mit Haut-Nerven-Vitaminen, so viel ist klar."

„Vergiss nicht den Darm!" werfe ich zaghaft ein.

„Ja natürlich, der Darm! Etliche der Herrschaften B-Vitamine wirken auf den Darm, da besagter mit Schleimhaut ausgekleidet ist und die B's auf Schleimhäute einwirken, – where is the problem?"

Ich habe damit kein Problem, will dem wieder von Juckreiz Geplagten nur noch kurz B6 (Pyridoxin) erklären, welches immerhin an mehr als vierzig Enzymreaktionen beteiligt ist. Grund genug, sollte man meinen, bei Hautproblemen auch an B6 zu denken, zumal es für B6 kein Depot im Körper gibt. Es muss also laufend zugeführt werden. Ich frage Martin, wann er zuletzt Linsen, Nüsse, Vollkorn, frische Petersilie, Hefe oder – Fleisch gegessen hat.

„Fehlanzeige," gesteht Martin, – „gilt für die letzten fünf Jahre mit Sicherheit. Trotzdem will er nicht zum Fleischfresser werden."

Es lag mir fern, wahrhaftig! – der Fleischfresserei das Wort zu reden. Wie könnte ich als überzeugte Vollwertköstlerin! Fleisch als Vitaminträger habe ich nur erwähnt, weil es erklärt, weshalb es Nicht-Vegetariern gelingt, den Ausbruch einer Neurodermitis zu vermeiden.

Fleischverzehr ist und bleibt zumindest ethisch höchst fragwürdig. B6-Mangel wirkt sich folgerichtig wieder an den beiden Schauplätzen von Neurodermitis aus: auf der Haut und an den Nerven. Zu den Hautsymptomen gehören Akne, Ekzeme um Mund und Nase, Erosionen an Lippen und Mundschleimhaut, zerklüftete Zunge, Anämie und Störungen im weiblichen Zyklus sowie Nervensymptome: Zittern der Gliedmaßen und Erbrechen der Schwangeren.

„Zwar bin ich nicht schwanger", sagt Martin, „und zittere auch nicht, aber meine zerrissene Zunge wollte keiner sehn. Eine zerrissene Zunge scheint ein hervorstechendes Merkmal für B6-Mangel zu sein, – aber nicht einer von drei Ärzten wollte meine Zunge sehn. Was schließen wir daraus?" fragte er mit Schulmeisterton. Lieber nichts, sonst stürzen wir uns in eine Philippika gegen die Schulmediziner.

„Heute nicht," sagt Martin, „aber erklär du mir, weshalb die Ärzte bei meiner Krankheit nicht an B-Vitamine denken!"

Weil sie davon ausgehen, in Mitteleuropa gibt es keinen Vitaminmangel, darum! Daran glauben sie wie an ein Dogma. Eher widerruft der Papst die Jungfräulichkeit Mariens als dass deutsche Ärzte das Dogma von der Vitaminsättigung des Durchschnittsbürgers widerrufen. Ganz egal, wie eingerissen die Mundwinkel sind, wie zerklüftet die Zungen, – darum schauen sie erst gar nicht nach, ganz egal, wieviel Alkohol die Leute schlucken oder wieviel Antibiotika, egal wie angegriffen das Darmepithel ist, wie lange der Dünnpfiff dauert, – egal! Vitaminmangel gibt es nicht. Auch nicht ein Mangel an Pantothensäure, – um das Thema abzuschließen, lieber Martin, obgleich diese nur in Reis- und WeizenKLEIE enthalten ist, im verteufelten Eigelb und natürlich in Hefe. Aber wer isst schon Hefe! Pantothensäure ist als Coenzym am zentralen Geschehen des Stoffwechsels beteiligt, nämlich am Zitronensäurezyklus, über welchen sämtliche Stoffwechselstufen ablaufen. Pantothensäure ist unverzichtbar für Aufbau und Funktion ALLER Gewebe, – also auch für die Darmschleimhaut.

„Immerhin: der Homöopath fragte nach meiner Verdauung, immerhin er, nur an Vitamine dachte er nicht."

Auch Bronchialkatarrh und brennende Fußsohlen gehören zu den Mangelsymptomen von Pantothensäure, sowie verzögerte Wundheilung – neben dem raschen Ergrauen der Haare.

„Was mich betrifft," sagt Martin, „bleibt festzuhalten: die Empfindlichkeit der Schleimhäute und die schlechte Wundheilung. Danach fragte auch keiner. Gut denn: ich akzeptiere Pantothensäure und damit genug."

„Bleibt als letztes Biotin."

„Muss das sein?"

„Muss nicht, aber Biotin oder auch Vitamin H oder Pseudo-H genannt, ist ebenfalls zentral am Stoffwechsel beteiligt, ein Mangel zeigt sich gleich mehrfach: in einer fleckig-schuppigen Haut, einem auffallend grau-stichigen Teint, –"

„Ich habe verstanden." sagt Martin.

„– einer bleichen Zunge –"

„Nicht einer wollte sie sehn!"

„– und an einer extrem dünnen und rissigen Haut. Außerdem entwickelt sich ein unzweideutiges Merkmal für Biotinmangel: die Talgproduktion versiegt, die Haut wird trocken."

„Könnte zutreffen," sagt Martin, „– meine Haut ist trocken wie die Wüste Gobi, seit langer Zeit getraue ich mich nicht mehr, mit Wasser in Berührung zu kommen."

„Ohne Biotin kommt es zu einer Fehlregulation der gesamten Hautversorgung. Es ist, als würde die Haut nur noch unzulänglich konstruiert, als bestehe ihr ganzer Unterbau nur noch aus Notbehelfen, als herrsche der pure Hautstruktur-Notstand. Auf defizitärer Hautstuktur haben bakterielle Erreger leichtes Spiel, leichtes Ansiedlungs- und Vermehrungsspiel. So erklärt sich der ‚massive bakterielle Befall‘, den die Herren Doktors bei dir feststellten und der sie so sehr irritierte."

„Leuchtet ein," sagt Martin, „– juckt aber trotzdem."

„Zwar könnte eine intakte Darmflora Biotin synthetisieren, – aber wie gesagt: wer darf sich erkühnen, zu behaupten, er besitze einen intakten Darm?"

„Ich vermutlich nicht."

Wahrscheinlich ist auch der Umkehrschluss zulässig: wer unter Hautproblemen leidet, leidet auch an seinem Darm. Wer unter schuppiger Dermatitis leidet, dessen Darmflora ist geschädigt. Wessen Darmflora geschädigt ist, dessen Vitamin-B-Versorgung ist geschädigt. Denn eine geschädigte Darmflora produziert nicht nur kein Biotin, sondern resorbiert auch die anderen B's nicht. Mit der bekannten Folge: Ausbruch der Neurodermitis.

„Acht Jahre reichen dazu offenbar aus." sagt Martin.

Kommt zur massiven Fehlernährung noch eine Antibiotikatherapie hinzu, reichen schon ein paar Monate, zumal wenn gleichzeitig Alkohol im Spiel ist – oder eine Leberschädigung besteht.

„Allmählich wundert es mich, dass ich überhaupt noch lebe," sagt Martin, „aber wenn ich richtig verstanden habe, ist Pellagra die Folge eines B-Mangels. Nur: heute habe ich alle B's zugeführt, – bereits zweimal – und trotzdem hält der Juckreiz an, als werde er dafür bezahlt und denkt nicht daran, wieder zu verschwinden, vom unveränderten Ekzem zu schweigen. Wie willst du den Juckreiz wieder abschaffen? Deine B-Vitamine scheinen total wirkungslos."

Martin brachte mich in Bedrängnis. Während ich nachdachte, ging er ins Bad und bereitete sich im Waschbecken ein Armbad mit Dr. X.s gerbsäurehaltigem Zusatz. Er schüttete einen Portionsbeutel ins Wasser, rührte mit der rechten Hand darin herum, in der linken Hand hielt er den Beipackzettel und las triumphierend laut: „…ist ein äußerst wirksames Heilmittel gegen entzündliche, nässende und juckende Haut- und Schleimhauterkrankungen, vermindert und beseitigt…"

„– was denn nun: vermindert oder beseitigt?" will ich wissen.

„…vermindert u n d beseitigt Rötung, Juckreiz und Nässen."

„Mit einem Wort: alle Erscheinungen von Neurodermitis."

„… seit Jahrzehnten bewährt." las Martin zu Ende.

Ach ja. Das seit Jahrzehnten bewährte Mittel war nur einem von drei Ärzten eingefallen. Und auch der Hautarzt hat dem Mittel wenig vertraut, er verordnete zusätzlich einen Flüssigpuder, eine Salbe und ein Antibiotikum. Groß war sein Zutrauen in die Heilungskraft des Mittels nicht. Taugt es aber halb so viel wie der Zettel verspricht, warum nimmt der liebe Martin dann kein Vollbad, angereichert mit dem sagenhaften Pülverchen?

„Ein Vollbad wirkt hyperämisierend," sagt Martin, „das ist das letzte, was ich gebrauchen könnte."

„Dann nimm eine niedrigere Wassertemperatur, zum Beispiel 38 Grad Celsius."

Martin behauptet, bei 38 Grad friere er.

Bei 38 Grad friert kein Mensch.

„Aber ich!" schreit Martin.

Jetzt erst verstehe ich: Martin friert mehr als ich und früher als ich. Ein eindeutiger Mangel an B1. Er nahm die B-Vitamine, einschließlich B1 – und friert dennoch. Also sind die B-Vitamine bei ihm nicht angekommen. Also wurden sie nicht resorbiert. Wie denn auch:

haben wir nicht dauernd und immer wieder festgestellt, Martin leide an raschem Durchlauf? Und ist rascher Durchlauf etwa kein Beweis für eine massiv geschädigte Darmflora? Seit wann resorbiert eine geschädigte Darmflora Vitamine in ausreichendem Maße? Wie kann man nur so betriebsblind sein wie ich? Das bisschen Joghurt, das Martin zusammen mit den Vitaminen schluckte, war viel zu wenig. Aber wieviel ist genug? Wie lang ist der menschliche Darm? Wie groß ist die resorbierende Fläche? Mit anderen Worten: Wieviel Quadratmeter Fläche hat der menschliche Darm?

FALLER: Der Dünndarm (Intestinum tenue) ist der wichtigste Abschnitt der Verdauungswege. Er misst etwa vier Meter.

SILBERNAGL: Der Dünndarm ist ein ca. zwei m langes schlauchförmiges Organ.

Wie? So wenig einig sind sich die Herren Wissenschaftler? Der eine nimmt das Doppelte des andern an? Zwischen vier und zwei Metern besteht ein Unterschied von 100 %. Beim Dickdarm (Intestinum crassum), der hier weniger interessiert, sind sich die Verfasser einig: der Dickdarm minus Mastdarm darf bei Silbernagl 1,3 m lang sein, bei Faller (einschließlich Mastdarm) 1,5–2 m. Uns interessiert aber die Fläche des „schlauchförmigen Organs", das den wichtigsten Abschnitt der Verdauungswege darstellt, wie Faller behauptet. Aber nur Silbernagl schenkt der Frage Beachtung, wenn er feststellt, dass die innere Grenzfläche des Dünndarms gegenüber einem glatten zylindrischen Rohr auf das 300–1600fache vergrößert ist: auf insgesamt mehr als 100 (hundert) Quadratmeter. Das bewirken die ringförmigen Falten der Schleimhaut, ihre Fältelung zu Zotten und deren erneute Fältelung zum Bürstensaum. Wieviel Milchsäurebakterien braucht eine Fläche von hundert m², wenn sie mit neuer Flora ausgestattet werden soll? Beziehungsweise, wenn ihre unteren beiden Abschnitte neu besiedelt werden sollen, denn der oberste Dünndarmabschnitt (Duodenum), – der kürzeste – besitzt keine Darmbakterien, – nach Auskunft der Bücher nehmen wir also eine bakterienbedürftige Fläche von rund achtzig (80) m² an, dann können einige Kaffeelöffel Joghurt nicht ausreichend gewesen sein. Vor allem dann nicht, wenn – wie einheitlich zu lesen ist – das Darmepithel in kürzester Zeit wieder abgestoßen wird zum Zwecke der Erneuerung. Silbernagl sieht das gesamte Dünndarmepithel innerhalb von zwei Tagen ersetzt, Faller gibt 24 Stunden zu und geht von einer Mauserungszeit von drei Tagen aus. Daraus folgt: wir müssen nicht nur einmal (eine viel größere Menge) Milchsäurebakterien zuführen, sondern müssen das laufend tun. Spätestens nach drei Tagen wird die bakterielle Runderneuerung fällig. Da wir aber vermutlich drei Tage brauchen, um die beiden unteren Dünndarmabschnitte, die rechtens bakterienbesiedelt sind, ausreichend zu bestücken, muss der Nachschub täglich erfolgen. Täglich in einer ausreichend großen Menge. Aber wieviel ist ausreichend für eine Besiedelungsfläche von 80 m²? Ich peile über den Daumen und verlasse mich auf mein Gefühl: und dekretiere drei Becher Joghurt oder noch besser: drei Becher Molke zu je einem halben Liter. Macht zusammen 1,5 Liter pro Tag, – wenigstens zunächst. Wenigstens für eine Woche.

Mit dieser Nachricht überrasche ich Martin, der sein fünfzehnminütiges Gerbsäurebad beendet. Parallel zum Vitamin-Komplex ist ein halber Liter Molke einzunehmen, morgens, mittags, abends. Kein Widerspruch?

Doch. Natürlich. Martin betrachtet seine gerbsäuregebadeten Arme enttäuscht: keine Änderung zu sehen – und auch der Juckreiz blieb in voller Intensität erhalten. Wo steht, sagt er streng, daß der gesamte Dünndarm nur mit Milchsäurebakterien besiedelt werden muß? Gibt es keine andern Darmbakterien?

Doch, gibt es. Der Dickdarm zum Beispiel wird besiedelt von Escherichia coli, Clostridium perfringens und Enterokokken, der Dünndarm dagegen vor allem – vermute ich mal – von Milchsäurebakterien, denn diese stellen eine Art Basis-flora dar, und da es uns um den „wichtigsten Abschnitt der Verdauungswege" zu tun ist, brauchen wir vor allem diese.

Dass es sich um „rechtsdrehende" Milchsäurebakterien handelt, verschweige ich vorläufig.

Dank dem unverminderten Juckreiz sind Martins Nerven wieder einmal aufs Äußerste angespannt.

Um meinem Molkedekret Nachdruck zu verleihen, aber auch der Vollständigkeit wegen füge ich an, daß beim sogenannten Brustkind, d.h. bei einem ausschließlich mit Muttermilch ernährten Säugling, die gesamte Darmflora, beginnend beim Duodenum und endend beim Rectum, zu 90 % aus einer einzigen Bakteriensorte besteht, – aus Lactobacillus bifidus, also aus einer einzigen Milchsäure-Bakteriensorte. Und zwar genau aus jener Sorte, wie sie in der Molke überreich vorhanden ist. Wenn das nicht überzeugt!

Für Martin ist es nicht überzeugend. Er hält wieder einmal die ganze Vitamin-Molke-Schiene für falsch. Aber wegen des anhaltenden Juckreizes und mangels einer anderen Therapie ist er bereit, einen Becher Molke zu trinken und die verlangten Vitamine einzunehmen. 0,5 Liter Molke!

Am liebsten, sagt er, würde er nach Wörishofen fahren, denn er hat irgendwo gelesen, der Pianist Pogorelic habe dort ein angeblich unheilbares Ekzem geheilt – binnen zwei Monaten. Bei Pogorelics Ekzem konnte es sich nur um Neurodermitis handeln, genau wie bei ihm. Also.

Draußen ist es warm und hell. Ein wunderbarer Vorfrühlingstag. Martin hat nichts dagegen, dem großen Haut-Schmerz wieder einmal wandernd zu ent-gehen. Weil er aber auf einer anstrengenden Bergtour besteht, machen wir uns mit Bergstiefeln auf den Weg und bezwingen einen bewaldeten Steilhang. Je länger und je mühseliger sich das Wandern hinzieht, desto mehr hellt sich Martins Stimmung auf. Nach einigen Stunden wird er fröhlich, sogar zuversichtlich, er glaubt, die Vitamin-Molke-Therapie könne vielleicht doch nicht ganz falsch sein, er entblößt seine Arme, schwingt sie in der Luft und stellt verblüfft fest: Juckreiz ist wieder weg.

Der Juckreiz ist wieder verschwunden, halleluja. An den belichteten Stellen. An den belichteten Streckseiten der Extremitäten. Er lacht. Zum ersten Mal seit langer Zeit kann Martin wieder lachen. Ein einziges Mal.

Er rekapituliert die Gründe für den Juckreiz: „Gelbsucht, Leberprobleme allgemein, insbesondere nach Alkoholmissbrauch, andere Gründe sind: Infektionen, Intoxikationen, Fehlernährung, – naja, – Harnvergiftung des Blutes, Darmparasiten, Diabetes, Leukämie und – Mangel an essentiellen Fettsäuren, – möchte bloß wissen, was genau auf mich zutrifft." grübelt er.

Die Frage läßt sich beantworten.

Seit dem verhängnisvollen Benzinschluck hat Martin Leberprobleme ganz allgemein, da die Leber auf einen Schluck Benzin reagiert wie auf jahrelange Alkoholexzesse, hinzu kommen: eine jahrelange Mangelernährung bei völlig überdrehtem Zuckerkonsum, – Stichwort Puddingvegetarier, – macht zusammen ausreichend Gründe für Juckreiz. Hinzu kommt ein spezieller Grund: die Toxine der Erreger, die sich auf seiner Haut eingenistet haben. Sie reizen die sensiblen Nervenenden an der Hautoberfläche, – das ist wohl der wichtigste Grund.

So weit ist das auch Martin einsichtig, er erhebt keinen Einwand. Aber nach wenigen Minuten kommen dem Zweifler Martin neue Zweifel. Der Juckreiz ist verschwunden: das ist eindeutig. Da gibt es nichts zu bezweifeln. Aber das genügt nicht. Martin will begreifen, was er spürt oder vielmehr nicht mehr spürt. Er will es mit dem Verstand nachvollziehen können. Er will eine Erklärung. „Alle diese Juckreizgründe können doch nicht einfach aufgehoben sein durch die Kombination Molke-Vitamine. Das wäre doch zu einfach. So einfach k a n n Medizin nicht sein," sagt er, „– so einfach nicht. Warum zum Beispiel überhaupt Molke und nicht etwa Buttermilch?" fragt er aggressiv.

Ich atme tief durch und sage voll Sanftmut: „Weil Buttermilch nur der wässrige Anteil des Milchfettes ist, sprich: der Sahne, – Molke hingegen ist der wässrige Anteil der Gesamtmilch. Buttermilch fällt an als Nebenprodukt bei der Butterherstellung, durch mechanische Trennung vom Milchfett, Molke entsteht durch enzymatische Trennung vom Milcheiweiß. Diese enzymatische Trennung besorgen Säurebakterien, die den Milchzucker vergären. Welch gütiger Zufall der Natur, dass die gleiche Sorte Säurebakterien den menschlichen Darm besiedelt, – nämlich Lactobacillus bifidus. Daraus allein schon sollte hervorgehen, dass Molke als Lactobacillus-bifidus-Produkt zuträglicher ist als Buttermilch, bei deren Herstellung keine verwandten Bakterien tätig sind, während die von den Säurebakterien aus Milchzucker hergestellte Säure die Ausfällung von Eiweiß bewirkt, bekannt unter den Namen: Casein, Quark, Käse oder Topfen, – wobei die segensreichen Bakterien in der Restflüssigkeit, genannt Molke, verbleiben. Frag den lieben Gott, warum B-Vitamine ausgerechnet diese Säurebakterienbrücke brauchen, um ins Blut marschieren zu können – und anders nicht. Das weiß kein Mensch, trotzdem ist es so. Warum misst unser Darm zwei oder drei oder vielleicht vier Meter? Warum nicht zehn? Oder nur einen Meter? Warum ändert sich die Hautfarbe des Menschen mit der Länge des Dünndarms? Warum werden Asiaten, zum Beispiel Japaner, weißhäutig, wenn sie ihren Darm verkürzen lassen, – was Mode geworden ist? Vielleicht sind Rassenunterschiede vor allem eine Darmfrage! Längerer Darm heißt: längere Verweildauer der Nahrung bis zur Ausscheidung, bei vorwiegend pflanzlicher Ernährung

werden im längeren Darm die Nährstoffe, Enzyme, Pflanzenhormone und was es da sonst noch gibt – intensiver ausgenützt, – vielleicht bewirkt diese bessere Ausnutzung die dunklere Farbe? Who knows? Aber das alles interessiert mich eigentlich nicht, mich interessiert nur, dass dein Ekzem am ersten April verschwunden ist."
So weit gut. Martin gibt sich zufrieden.
Nun danket alle Gott.
Doch die Freude währte kurz.
Nach wenigen Minuten verlangt Martin ein letztes: er will klipp und klar und knapp und kurz die Hautrelevanz der B-Vitamine erklärt haben. Kurz!
Aber das hatten wir doch schon!
„Nein, hatten wir nicht." sagt Martin, „ist die Hautrelevanz von der Nervenrelevanz überhaupt zu trennen?"
„Die Haut," beginne ich zaghaft, „ich meine die Oberhaut, auch Epidermis genannt, entstammt entwicklungsgeschichtlich demselben Keimblatt wie die Nerven, – nämlich dem sogenannten Ektoderm. Deswegen hängen Haut und Nerven in ihrer Stoffwechselversorgung und in ihren Reaktionen so eng zusammen. Die Haut ist der Manifestationsort der Nerven, heißt es in den Büchern,
     oder auch der Seele."
„Ich bin Atheist und habe keine Seele," sagt Martin aufsässig, „mich interessiert nur meine Haut."
Um seine Laune nicht zu verderben, versuche ich in Gedanken, den Nervenbetreff vom Hautbetreff zu trennen und hefte, um mich zu konzentrieren, die Augen auf den Boden, statt sie wie er in die aufblühende Landschaft schweifen zu lassen.
„Vielleicht wird die Hautrelevanz der B-Vitamine am klarsten an den Mängeln ersichtlich, die bei ungenügender Zufuhr oder ungenügender Resorption auftreten. Als dann: B1-Mangel führt zu Herzschwäche, Untertemperatur, Atemnot und Nervenentzündungen"

„Haut! Haut!" fordert Martin.

„... und zu Ödemen, zu Kribbeln und Darmstörungen."

„Alles nicht direkt hautbezogen." beharrt Martin.

„Darmstörungen wohl!"

„Nur indirekt," sagt Martin, „– nicht direkt!"

„B2-Mangel führt zu brüchigen Nägeln, Mundwinkelrissen, Mundfäule, Hautabschuppungen, –"

„Schon besser!" sagt der Rekonvaleszent.

„B6-Mangel führt zu Akne, –"

„Gut!" sagt Martin.

„... zu Ekzemen um Mund und Nase, zu zerklüfteter Zunge. B12-Mangel führt zu erhöhter Empfindlichkeit aller Schleimhäute, zu glatter, dünner Zunge und Zungenbrennen. Pantothensäuremangel führt zu chronischen Katarrhen, zu brennenden Fußsohlen und grauen Haaren."

„Haut!" befiehlt Martin.

„Haare sind Hautanhangsgebilde, – also! Und Fußsohlen?" –
Die brennenden Fußsohlen waren akzeptiert. Weiter!

„Folsäuremangel führt zu rauher und rissiger Haut, zu Mundwinkelrissen, Mundfäule und Darmstörungen, sowie zu Schleimhautentzündungen. Niacinmangel führt zu rauher und schuppiger Haut und zu Blasenbildung, zu zerklüfteter Zunge und auch zu Schleimhautentzündungen. Biotinmangel schließlich führt zu fleckig-schuppiger Haut, zu grauem Teint und bleicher Zunge, sowie zum Versiegen der Talgdrüsen."

„Witzig", sagt Martin.

„Was ist daran witzig?"

„Wenn ich richtig mitgezählt habe," sagt er, „dann betreffen fünf B-Vitamine allein die Zunge: B6, B12, Folsäure, Niacin und Biotin. Sie alle haben mit Zunge zu tun, d.h. ihr Fehlen führt zu krankhafter Zungenveränderung, – aber nicht einer der drei Ärzte wollte meine

Zunge sehn."

„Es hätte auch nichts genützt, wenn sie deine Zunge betrachtet hätten, solange sie die Mängel nicht im Kopf haben, erkennen sie sie auch nicht, wenn sie ihnen vor Augen kommen."

„Weder inspizieren sie die Patienten genau, noch haben sie ein klares Bild von den Vitaminmangel-Symptomen. Und nennen sich Doktoren. Oder Spezialisten."

„Oder Professoren." ergänzte ich, – und berichtete von einer Frau, die mit Ekzemen am ganzen Körper und fürchterlichem Hautjucken in die Universitäts-Hautklinik eingeliefert wurde, die Ärzte untersuchten sie zwei volle Monate auf – Allergene! und als sie nach zwei Monaten immer noch kein Allergen gefunden hatten, wickelten sie die Arme und Beine der Frau in Elastikbinden, damit sie sich nicht mehr kratzen konnte – und – schickten sie nach Hause.

„Alles, was Odem hat, preise – die Herrn." sagte Martin sarkastisch. Im Augenblick schien er wieder sicher, dass unsere Molke-Vitamin-Schiene doch das Richtige sei. „Aber," fragte er, „warum soll ich die Vitamine künstlich zuführen, als Tabletten, als Produkt der Pharmaindustrie? Genügt es nicht, einfach alles zu essen, was B's enthält – und Molke dazu?"

„Das genügt dem Gesunden, dem, der sich vor Pellagra schützen will, aber einem bereits massiv Erkrankten genügt das nur, wenn er mehr als drei Wochen Zeit hat für die Therapie, wenn er nicht schon am 1. April geheilt sein will, sondern – am ersten August zum Beispiel."

„Aber könnte ich nicht einfach Hefe essen? Hefe ist die Vitamin-B-reichste Substanz unter der Sonne! Morgens, mittags, abends einen Fingerhut Hefe, dazu einen Becher Molke: das müsste doch funktionieren."

Er strahlte. Er schwang die juckreiz-freien Arme in der lauen Luft, betrachtete gelassen die dicken rotbraunen Krusten. Sein Gesicht war sanft und heiter, alle Spannung war daraus gewichen, in seinen Augen spiegelte sich der madonnenmantel-blaue Himmel. In der Tat: Hefe galt und gilt in den südlichen Ländern, den klassischen Pellagra-Ländern, als Heilmittel Nummer eins. Dennoch ist dort Pellagra immer noch unheilbar, – trotz Hefe.

„Wie das?" fragt Martin mit leicht umwölkter Stirn.

„Aus zwei Gründen: Weil in südlichen Ländern das zweite Element unserer Therapie unbekannt ist, – die Molke, – und weil eine Menge Mais verzehrt wird, Mais ist in südlichen Ländern eine Art Grundnahrungsmittel."

„Ja, na und?" sagt Martin, „Was hast du gegen Mais?"

„Ich habe nichts gegen den Ur-Mais der Indianer, aber viel gegen den Zuchtmais unserer Tage. Der heutige Mais hat gegenüber dem indianischen Mais zwei negative Eigenschaften entwickelt: er selber enthält kein B2 und behindert die Resorption der andern B's. Darum heißt in südlichen Ländern Pellagra zurecht auch – Maisvergiftung. Bei Maisverzehr hilft auch Hefe nicht, weil ihre Vitamine statt ins Blut zu gelangen, den Gang alles Irdischen gehen, – in die Kloake."

„Aber ohne Mais und mit Molke," beharrt Martin, – „müsste eine Hefekur gelingen."

„Die Grenze zwischen pathogenen Hefen und nicht-pathogenen ist fließend. Hefepilze können Pilzinfektionen verursachen, – können, müssen nicht."

„Auch wenn genügend Molke zugeführt wird?"

„Wieviel Molke ist genug gegen Hefepilze? Wir wissen nicht einmal, wieviel Hefe genug ist als Vehikel für B-Vitamine. Sind Milchsäurebakterien in der Lage, Hefepilze in Schach zu halten? Constantin Hering, einer der Wegbereiter der Homöopathie im 19. Jahrhundert, behauptet: ja. Aber auch ein Übermaß an Hefe könnte schädlich sein."

„Wo fängt das Übermaß an?" sagt Martin, – „das ist doch die Frage, werden nicht täglich hemmungslos Antibiotika verordnet, also gezüchtete Pilzkulturen, – und keiner spricht von Pilzkatastrophen im Körper." „Antibiotikatherapien dauern im Schnitt fünf Tage – und nicht drei oder vier Wochen wie unsere Pellagra-Therapie. Außerdem: vielleicht entstehen tatsächlich Pilzkatastrophen im Körper, nur keiner spricht davon, hielt ich dagegen, – außerdem: im Lexikon steht: nach Antibiotikatherapien entstehen häufig „pellagroide" Erscheinungen, sprich: Neurodermitis."

Martin hing immer noch der Hefekur an, – sie sei in jedem Fall natürlicher und schon deswegen dem Körper zuträglicher, behauptet er.

Jetzt musste ich mein stärkstes Geschütz gegen eine Hefekur auffahren: „Hefe," sage ich, „ist zwar die vitamin-B-reichste Substanz unter der Sonne, – aber auch die östrogenreichste! Hefe nahmen Bäuerinnen früher als sicherstes Mittel gegen Wechseljahrsbeschwerden. Immer mit Erfolg, – mit schnellem Erfolg. Meine Großmutter selig, eine Müllerstochter aus dem oberen Donautal, die, wie man sagte, mehr konnte als Vaterunser beten, hat mir das geflüstert."

„Deine Großmutter!"

„Die Frauen auf der Alb schwören heute noch auf Hefe, wenn sie in die Jahre kommen, Hefe hilft immer gegen Wallungen, Schweißausbrüche, Knochenentkalkung, strohiges Haar – und gegen sauren Schweiß. Heute noch! Sie nehmen einen Fingerhut Hefe zu einem Schüsselchen dicker Milch und sind guter Dinge. Auch meine Großmutter litt nie an „Umstellungsproblemen", roch nie nach saurem Schweiß, nie! Und arbeitete bis zu ihrem Tod ohne Probleme. Da du aber, lieber Martin, dich nicht in den Wechseljahren befindest, werde ich dir nie und nimmer zu Hefe raten, – es sei denn, du wünschest eine Geschlechtsumwandlung."

Das wollte Martin nun doch nicht.

Aber er wollte mit der Heilung auch nicht bis zum Sommer warten. Der erste April stand als fixes Datum für ihn fest gleich einer göttlichen Weisung. Folglich blieb es bei unserer alten Abmachung: vollwertorientierte Kost plus dreimal täglich Vitamin-B-Komplex plus Folsäure plus Molke plus keine weitere Diskussion.

10. März 1989 – Freitag.
Mehr als ein halbes Glas Molke ist Martin nicht abzuringen. Sie schmecke ihm nicht und mache Leberbeschwerden, behauptet er, – es gebe einen dauernden Druck in der Lebergegend. Leberbeschwerden durch Molke? Durch den eiweißarmen wässrigen Anteil der Milch, der seit alters mehr als Heil- denn als Nahrungsmittel gilt?

Dafür finde ich keine Erklärung, – es sei denn in der Qualität der Molke selber. Ob man Molke im Supermarkt kauft oder im Reformhaus, – immer ist sie in Plastik abgefüllt. Entweder gehen Anteile des Verpackungsmaterials in die Flüssigkeit über, – oder die Molkeherstellung wird schlampig betrieben. Das festzustellen wäre Sache des Wirtschaftskontrolldienstes oder des Gewerbeaufsichtsamts oder sonst eines Amtes. Aber werden Molkereien je kontrolliert?

An solchen Problemen könnte eine Therapie scheitern. Es ist zum Verzweifeln.

Mit einem halben Glas – mehr oder minder einwandfreier Molke – eine Darmfläche von acht mal zehn m² befeuchten zu wollen: kann das gut gehen? Ich bin skeptisch. Aber noch gibt es keinen Rückfall. Im Gegenteil! Das Ekzem will sich aufhellen von der Mitte her. Nur die Ränder sind immer noch dunkelrot, borkig und berührungsempfindlich. Von Juckreiz keine Spur.

11. März 1989 – Samstag.
Immer noch kein Juckreiz-Rückfall. Das Ekzem noch eine Nuance

heller. Martin singt wieder morgens auf dem Weg ins Bad. Er beschließt, übers Wochenende Freunde in Frankfurt zu besuchen. Die Therapie will er gewissenhaft einhalten: dreimal B plus mindestens je ein halbes Glas Molke. Inzwischen hält er die Therapie nicht bloß für aussichtsreich, sondern für die einzig mögliche überhaupt. Dass er am 1. April geheilt sein wird, steht für ihn außer Frage. Darum protestiert er auch nicht, als ich ihm zu den Tabletten oder vielmehr Dragees – drei Becher Molke einpacke: eine Zweitagesration.

Morgen Abend will er zurücksein.

12. März 1989 – Sonntag.

Wie versprochen kommt Martin gegen 17 Uhr nach Hause. Die Haut an Armen und Beinen sieht aber geringfügig schlechter aus, dunkler, krustiger. Martin gesteht, er habe zwar die Dragees dreimal täglich genommen, aber keinen Schluck Molke getrunken. Die Molkebecher, die ich ihm mitgab, bringt er ungeöffnet zurück.

Jetzt nötige ich ihn zu einem ganzen Glas Molke.

Gott Sei Dank macht er keine Faxen.

13. März 1989 – Montag.

Um das Molke-Versäumnis gutzumachen, ist Martin bereit, etwas Zusätzliches zu tun: er nimmt ein heißes Bad und schüttet zusätzlich drei Liter Molke ins Wasser. Wassertemperatur 39 Grad. Seine Hyperämisierungsängste hat er offenbar vergessen.

Als er dreißig Minuten später aus dem Wasser steigt, bleibt, – während er sich vorsichtig trockentupft, – ein Teil der Borken am Handtuch hängen. Einfach so. Schmerzlos. Ablösebereit. Die Haut darunter scheint fast normal. Nur die Ränder sind immer noch hart und rot.

Jetzt will Martin Tempo machen. Er will, sagt er, die Therapie optimieren. Wie das?

„Ich gehe davon aus," sagt er, „dass von allen B-Vitaminen, so wichtig sie insgesamt sein mögen, doch eines besonders wichtig ist, nämlich Niacin. Der Hinweis im Lexikon kann nicht ganz aus der Luft gegriffen sein." Darum, sagt Martin, will er ab sofort nur noch zweimal täglich den Gesamtkomplex nehmen und einmal - Niacin als Einzelpräparat, hochdosiert. Ein solch hochdosiertes Einzelpräparat beschafft er sich sogleich in der Apotheke: 200 mg Niacin je Dragee gegenüber 20 mg im Gesamtkomplex,

Das ist die zehnfache Steigerung gegenüber der bisherigen Dosierung. Mit den beiden anderen Dragees zusammen ergibt das eine Niacin-Tagesdosis von 240 mg. Bisher hatten wir 60 mg insgesamt, nämlich 3 x 20 mg. Der normale Tagesbedarf eines gesunden Erwachsenen liegt bei 10 mg. Mit anderen Worten: wenn wir bisher mit der sechsfachen Normaldosis therapierten, so will Martin jetzt mit der 24-fachen Normaldosis therapieren. Das soll gut sein? Soll sogar noch besser sein?

In der Medizin soll man nie besser sein wollen als – gut! - Alter Medizinergrundsatz.

Aber Martin will nicht hören. B-Vitamine sind wasserlöslich, sagt er, eine Überdosierung ist ausgeschlossen, sagt er, eine Intoxikation kommt nicht vor, – so steht es im Lexikon.

Ja, so steht es im Lexikon. Niacin wird aber trotz Wasserlöslichkeit in der Leber gespeichert. Steht auch im Lexikon. Also ist eine Überdosierung möglich.

Aber noch sieht alles gut aus.

Dennoch: ich habe ein ungutes Gefühl.

14. März 1989 – Dienstag.
Die Antwort kam prompt.

Martins Haut heute: rot, nässend, juckend und – gedunsen. An den
Rändern eitrige Krusten.

Martin sagt: Jetzt will er es genau wissen. Ganz genau.

Also: Wieviel Vitamine der B-Gruppe braucht ein Mensch normal
pro Tag? Zweitens: Wieviel zu einer Therapie? Drittens: Wieviel ist
in den Dragees im Gesamtkomplex enthalten?

Ganz genau!

Die Antwort steht bei PIPER, Innere Medizin, ferner bei OVERZIER,
Systematik der Inneren Medizin und bei PSCHYREMBEL, Klinisches
Wörterbuch, Ausgabe 1977. Angaben in Milligramm = mg.

Tagesbedarf	PIPER	OVERZI	PSCHY
B1	0,5–1	0,3	1,5–2,5
B2	1,0	1,5–2	10–18
B6	2,0	1,0–2	–
B12	1,0 mg	1,0–3 mg	3 mg
Niacin	8–10	16	10–18
Pantothen	10	10	–
Biotin	–	0,1–0,3	–
Folsäure	1–2	1–2	–

Wie? So wenig Einigkeit? In so simplen Fragen? Die Abweichun-
gen innerhalb der drei schulmedizinischen Werke sind beacht-
lich: nur bei drei Vitaminen machen die Verfasser übereinstim-
mende Angaben, – falls sie Angaben machen. Ausgerechnet das
Nachschlagewerk Nummer eins, das Klinische Wörterbuch, gibt die
spärlichste Auskunft, nämlich bei vier Vitaminen keine. Offenbar
sind für Kliniker Vitaminfragen unwichtig. Kein Wunder also,
wenn sowohl Hautarzt wie Allgemeinarzt wie Homöopath über-
einstimmend bei Hautproblemen n i c h t an Vitamine denken,

so als seien mit Beriberi und Skorbut alle Vitaminprobleme gebannt. Immerhin sind sich die Herren bei Folsäure einig: 1–2 mg, ebenso bei Pantothensäure: 10 mg und bei B6: 2 mg. Aber bei fünf Vitaminen herrschen beachtliche Unterschiede. Eins ist klar: der größte Tagesbedarf steht bei Niacin: 8–18 mg. Zwar kann eine gesunde Darmflora Niacin synthetisieren, sofern sie gesund ist und sofern nicht Mais störend dazwischenfährt, Niacin kann auch in der Leber gespeichert werden, sofern eine bestimmte essentielle Aminosäure, – Tryptophan – vorhanden ist neben bestimmten essentiellen Fettsäuren, zum Beispiel Linolensäure. Aber bei wem sind alle Bedingungen erfüllt? Bei Martin nicht, so viel ist sicher.

Zufrieden, Martin? Nein, natürlich nicht. Wie groß sind die Unterschiede hinsichtlich der therapeutischen Empfehlungen? Neue Überraschung – oder eigentlich keine: es gibt keine Unterschiede, weil sowohl Pschyrembel als auch Piper sich mit der Frage überhaupt nicht beschäftigen. Nur Overzier sieht das als Problem und schlägt für eine B-Mangel-Therapie folgende Dosierungen vor – in mg pro Tag:

B1	» 100–200
B2	» 10–20
B6	» 300
B12	» 2 (zu Beginn der Therapie, später 0,1–0,5)
Niacin	» 40–1000 (!!!)
Pantothensäure	» 20–400
Biotin	» 5–10
Folsäure	» 10–20 (zu Beginn der Therapie, später 2,5–5)

Vergleicht man Overziers Therapie-Dosierungen mit dem von ihm jeweils ermittelten Tagesbedarf, zeigt sich, dass Overzier oft mehr als die hundertfache Menge der normalen Tagesdosis zur Therapie verwendet. Wenngleich ich diese Hochdosierungen nicht für rich-

52

tig halte, so zeigen sie doch die Wichtigkeit der B-Vitamine. Auch wenn man annimmt, dass Overziers Dosierungen auf Erfahrung beruhen, so ist unser Präparat weit davon entfernt, solche Hochdosierungen zu übernehmen. Die Dragees enthalten weit geringere Mengen als Overzier, Chefarzt einer Medizinischen Klinik in Köln, vorschlägt, nämlich für B1 nur 5 mg, B2 nur 3 mg, B6 nur 3 mg, B12 insgesamt 0,004 mg, Niacin 20 mg, Pantothensäure 3 mg, Biotin 0,05 mg und Folsäure 5 mg.

Auch bei dreimaliger Einnahme je Tag bleibt Martin weit unter Overziers Angaben, – eine Überdosierung dürfte also ausgeschlossen sein. Aber trotz der Wasserlöslichkeit bleibt wenigstens bei Niacin eine Überdosierung möglich dank der Speichermöglichkeit in der Leber. Die negativen Folgen wären: Hautrötung (!!), Verdauungsstörungen, Leberstörungen, Polyneuritis, verminderte Kohlenhydrat-Toleranz. Niacin kann also hochdosiert genau jene Erscheinungen hervorrufen, die es bekämpfen soll.

Dass die einzelnen B's in unterschiedlichen Mengen benötigt werden, ist klar. Nicht klar ist, dass in unserem Gesamtkomplex die einzelnen B's gegenüber dem normalen Tagesbedarf unterschiedlich erhöht sind. B1 zum Beispiel um etwa das Fünffache, B2 und B6 überhaupt nicht, aber Niacin und Folsäure um etwa das Doppelte. Unmittelbar einsichtig ist das nicht, es könnte damit zu tun haben, dass die einzelnen B's unterschiedlich gut im Darm aufgenommen werden. Zufrieden, Martin?

Nein. (Natürlich nicht!)

Martin gibt zu bedenken, dass beim strittigen Niacin auch bei dreimaliger Einnahme lediglich die sechsfache Normaldosis herauskommt, während Overzier therapeutisch das bis zu Hundertfache für angebracht hält, nämlich 40 mg bis 1000 mg pro Tag. Da könne bei 240 mg pro Tag von Überdosierung nicht die Rede sein. Statt weiter mit ihm zu rechten, konstatiere ich lediglich: gestern, am 13. 3., waren Martins Arme und Beine – bei 60 mg – : glatt, rosig, trocken. Heute, nach 240 mg, – : der katastrophale Rückschritt. Martin schweigt und überlegt. Dann erklärt er sich mit einem Seufzer bereit, zur alten Dosierung zurückzukehren. Und auf weitere Experimente zu verzichten.

Nun kann doch nichts mehr schiefgehen!

15. März 1989 – Mittwoch.

Denkste! Neuer Rückschritt! Es ist nicht zu fassen: **Wieder ein Rückschritt!** Warum denn nur um Himmels willen! Martin macht keine Zicken, schluckt wie verlangt dreimal täglich die Vitamine und die Molke – und trotzdem: das Ekzem juckt wieder (wie verrückt, sagt Martin), die Borken werden dunkler und dicker.

Was machen wir falsch?

Was ist anders? Auf den ersten Blick gar nichts. Die Dragees liegen im Kühlschrank, sind licht- und wärmegeschützt, – s i e haben sich nicht verändert. Die Molke vielleicht? Kann es sein, dass Molke, die längere Zeit offen (im Kühlschrank) steht, allmählich eine falsche Milchsäure entwickelt? Ist die Behauptung einer links- und rechtsdrehenden Milchsäure eben doch keine leere Mystifikation, wie Martin meinte, sondern – höchst real?

Die Antwort gibt **Chemie in Lebensmitteln:** Milchsäure gibt es in zwei chemisch gleichen Formen – nur spiegelbildlich verkehrt. Das heißt: bei gleicher Summenformel eine unterschiedliche Strukturformel, was aber die physikalischen Eigenschaften radikal verändert. Links und rechts beziehen sich nicht darauf, ob die Milch rechtsherum oder linksherum gerührt (gedreht) wird, sondern ob die Milchsäurekristalle polarisiertes Licht nach links oder nach rechts ablenken, d.h. in welcher Weise sie optisch aktiv sind. Diese Licht-Ablenkung hängt von der Struktur der Milchsäure ab, von der räumlichen Atomanordnung, nicht von der Atomsumme.

Linksdrehend angeordnete Milchsäure gilt als körperfremd, überfordert den Stoffwechsel und führt zu vermehrter Ausscheidung von Calcium und Kalium, während der Abbau von Lactose (Milchzucker) zu Milchsäure nur unvollständig vonstatten geht; vor dem Verzehr linksdrehender Milchsäure wird daher gewarnt.

Martin winkt ab. Er hat verstanden. Die gestrige Molke stand seit Tagen offen im Kühlschrank; unter dem Einfluss des Luftsauerstoffs entwickelte sich offensichtlich vermehrt die falsche Säure. Der gestrige Molkebecher besaß nur noch eine kurze Laufzeit, nämlich bis 20. März 1989. Die andern Becher haben eine Laufzeit bis 25. April 1989, gekauft am 10. März. Das bedeutet: Molke wird lange auf Vorrat produziert, bis zu acht oder zehn Wochen im voraus. In dieser Zeit bleibt die Milchsäure nicht konstant, – schließlich sind auch Säurebakterien lebende Kulturen. Fazit: Der gestrige Molkebecher hatte so kurz vor dem Verfallsdatum längst die falsche Säure entwickelt.

Die Verfasser von **Chemie in Lebensmitteln** liefern die Bestätigung für unsere Befürchtung: bei längerem Stehen kann sich immer linksdrehende Milchsäure entwickeln und zwar in allen Sauermilchprodukten, egal ob es sich um Sauerrahm, Sauerrahmbutter, Buttermilch oder Quark handelt; auch lange gereifter Käse besitzt immer ein Gemisch aus links- und rechtsdrehender Säure, ebenso Joghurt. Kefir ist kein Produkt aus bakterieller Gärung, sondern aus Pilzgärung, die einer alkoholischen Gärung entspricht, darum scheidet Kefir von vornherein aus. Der Vollständigkeit halber sei gesagt: dunkles und scharfes Sauerkraut besitzt vorwiegend linksdrehende (D-) Säure, helles und mildes dagegen vorwiegend rechtsdrehende (L+) Säure. Selbst bei Bioghurt kippt die (L+) Säure im Lauf der Zeit in die andere Richtung. Wahrscheinlich, weil die linksdrehenden Milchsäurebakterien stabiler sind.

Martin weiß genug, schüttet den Rest der alten Molke in den Ausguss und trinkt einen ganzen Becher der Aprilmolke.

Tatsächlich lässt das Jucken allmählich wieder nach, sagt er zwei Stunden nach dem Frühstück. Jetzt will er nur noch Bioghurt als Milchsäurelieferanten zu sich nehmen oder Molke mit mindestens sechs Wochen Laufzeit.

Am späten Nachmittag klärt sich die Haut wieder mehr und mehr. Wir schöpfen Hoffnung, dass wir es doch noch schaffen. Bitte jetzt keinen Rückschritt mehr! Noch zwei Wochen bis zum Stichtag. Martin will sich ablenken. Das Herumsitzen oder -stehen oder -gehen macht ihn nervös. Er liest viel, steht dann am Fenster und betrachtet die erwachende Landschaft, den Himmel, die Wolken, schläft ein paar Stunden, liest wieder, steht wieder am Fenster. So geht das nicht weiter. Noch zwei Wochen nichtstuerisch verbringen, strapaziert seine Laune mindestens so sehr wie das Ekzem. Diese Nervenstrapaze wirkt sich nicht günstig aus auf die Haut. Kurzum: er möchte nach Tübingen fahren – ins Theater. Heute Abend. Sofort. Auf dem Programm steht der „Prinz von Homburg".

Dagegen gibt es keinen triftigen Einwand. Nach der dritten B-Ration und dem dritten Becher Molke macht er sich auf den Weg – ohne eine Karte vorzubestellen. Das ist keineswegs riskant. Das Haus ist selten ausverkauft. Und der Prinz wird ihm helfen, für ein paar Stunden sein eigenes Problem zu vergessen.

16. März 1989 – Donnerstag.

Wenn wir genau rechnen, haben wir noch zwei Wochen und einen Tag Frist. Jaja, die Uhr läuft. „Was soll das," sagt Martin, „– die Uhr läuft immer, – sie läuft dem Tod entgegen."

Bitte, nicht diese Töne! Zwar neige auch ich zur Skepsis, aber im Augenblick gibt es dafür keinen Grund. Martins Haut ist dabei, den molkebedingten Rückschlag wieder aufzuholen. Das heißt: es gibt heute noch keinen Fortschritt, Arme und Beine sind an vielen

Stellen noch immer dunkelrot, borkig, manchmal nässend, manchmal juckend, – aber sanfter, unterschwelliger als gestern. Noch spürt Martin nicht das angenehme Kribbeln, das die völlige Genesung ankündigt, eher einen lauernden Dauerreiz, der die stete Rückkehrbereitschaft der Krankheit signalisiert. Es ist, als zöge sich die Krankheit vorerst nur unter die Haut zurück und harre dort der nächsten Gelegenheit zum erneuten Ausbruch. Hirngespinste? Diktiert von der Angst vor dem Wettlauf mit der Zeit?

Die Haut sieht nicht schlechter aus, sagt Martin, – das ist wohl schon ein Fortschritt. Eben. Kein Rückschritt ist schon ein halber Erfolg.

17. März 1989 – Freitag.

Ich tat, was ich bisher vermieden hatte: ich suchte im Pschyrembel das Stichwort PELLAGRA. Und erschrak. Ja, ich erschrak zu Tode. Bisher beschränkten sich meine Pellagra-Kenntnisse auf die Notizen zur Vollwerternährung. Diese Notizen beruhten auf dem publizierten Material, das mir unser Dorfapotheker zur Verfügung gestellt hatte. Das Stichwort Pellagra fiel im Zusammenhang mit Vitaminmangelkrankheiten, – lediglich mit dem Zusatz: „gefürchtet", „grässlich" und – „unheilbar", – was ich sogleich bezweifelte. Denn wenn eine Krankheit durch Vitaminmangel entsteht, muss sie sich logischerweise durch Vitamine heilen lassen. Der Haken an der Sache ist, – so wurde mir sofort klar, – dass es nicht genügt, lediglich an die Zufuhr der Vitamine zu denken, sondern dass es entscheidend darauf ankommt, für deren Aufnahme im Darm Sorge zu tragen. Was nützt es, wenn der Briefträger ein Paket vor die Haustür stellt, der Adressat diese aber nicht öffnet? Mir war klar, dass Vitaminmangelerscheinungen vor allem dadurch entstehen, dass dieser zweite Schritt vergessen oder verharmlost wird. Ich kenne keinen Arzt, der mich je darauf hingewiesen hätte, meine Darmflora zu pflegen bzw. für eine stetige und ausreichende Zufuhr von Lactobacillus bifidus zu sorgen. Und ich kenne niemanden, dem in aller Eindringlichkeit klar ist, dass und wie wichtig L. bif. ist. Ich kenne auch keinen, dem klar wäre, dass dieses Bakterium kein kleines Tier ist, sondern – eine Pflanze. Ein pflanzlicher Einzeller, ohne den Verdauung und Resorption nicht funktionieren. Vor allem tierisch-menschlichen Leben steht die Pflanze, wie unsere Eingeweide uns zeigen, so sehr, dass wir ohne diese pflanzlichen Mitbewohner unseres Gedärms nicht existieren können. Dabei ist diese Pflanzenbrücke nicht als statische Konstruktion zu verstehen, sondern als dynamisches Element, als Prozessor, der die Nahrungselemente für den Hauptumschlagplatz Leber erst einmal in Empfang nimmt, konditioniert und weiterleitet.

So weit gut.

Aber nun Pschyrembel:

Pellagra (von pellis aegra = kranke Haut) = Lepra lombardica, Madaismus, Maisvergiftung; chronische, meist in Schüben verlaufende echte B2-Avitaminose, besonders bei Fehlen der Nicotinsäure (Niacin) –, bei einseitiger Maisernährung (kein Hinweis darauf, dass Mais den Mangel an B2 und Niacin hervorruft). Hervorstechend auch die schlichte Gleichsetzung von Pellagra und Lepra, der Zusatz „lombardica" kann mich wenig beruhigen. Pellagra ist laut Pschyrembel eine Variante von Lepra, eine lombardische Spielart von Lepra, eine oberitalienische Abart von Lepra, – aber LEPRA!! Die Grunderkrankung der Spielart ist Lepra und nichts sonst.

LEPRA

Jetzt verstehe ich den Zusatz zu Pellagra im Material des Apothekers: die gefürchtete, die grässliche, die unheilbare.

Halt! Unheilbar bezweifeln wir ganz entschieden. Wo sieht Pschyrembel die Ursachen? „...chronische, meist in Schüben verlaufende echte B2-Avitaminose, besonders bei Fehlen von Niacin..."
Nun mal Klartext: bei Lepra handelt es sich offenbar auch für Pschyrembel um die Folge eines zweifachen Vitaminmangels, nämlich von B2 und Niacin (wobei andere Verfasser Niacin zur B2-Gruppe zählen), – da wir aber, ihr Herren von Pschyrembel, längst begriffen haben, dass man Vitamine schlicht zuführen kann, dass die Resorption der Vitamine von der Darmflora abhängt, weil das alles so ist, bestreiten wir ganz entschieden, dass Lepra unheilbar ist, ja, wir behaupten schlicht und kühn: Lepra ist auf eben die Weise heilbar wie Pellagra beziehungsweise Neurodermitis beziehungsweise wie Martins Krankheit. Und zwar jede Art und Abart von Lepra, gleichgültig, ob „lombardica" oder sonstwas. Die Varianten ändern an der Grunderkrankung nichts. Den Beweis möchte ich gerne antreten. Schade, dass ich keinen Leprösen kenne – außer Martin. Ich verwette meinen Kopf, dass er binnen drei oder vier Monaten geheilt wäre, ganz gleich, wie heftig die Krankheit in ihm wütet. Das heutige Datum verdient festgehalten zu werden:
17. März 1989: die prinzipielle Heilbarkeit von Lepra festgestellt. Ja!
Noch einmal: Lepra lombardica, dargestellt von Pschyrembel: ... Symptome: charakteristische Hautveränderungen an den der Sonne ausgesetzten Körperteilen... (schon falsch! Der Befall hängt überhaupt nicht von der Licht-Exposition ab. Martin trug und trägt nie kurze Hosen oder kurzärmlige Hemden, aber er hat Pellagra beziehungsweise Neurodermitis beziehungsweise Lepra lombardica)
... Hände, Arme, Kopf, Hals. Dermatitis mit scharfbegrenzten, ödematösen, rotbraunen, oft juckenden Erythemen mit Blasen oder Pusteln und groblamellöser Schuppung. (Das ist die exakte Beschreibung von Martins Zustand.)

... Ausgang in gelb-bräunliche, manchmal grünliche Pigmentierungen. Lidrandentzündungen, Hornhautentzündungen, Netzhautblutungen sind möglich. Ferner Veränderungen am Verdauungsapparat: tiefrote rissige Zunge, Glossitis atrophicans, Mundfäule, Übelkeit, Erbrechen, Durchfälle, Schädigungen am Nervensystem; oft nur leichte Symptome wie Schlaflosigkeit, Kopfschmerz, Depressionen usw.

(undsoweiter??)

... andererseits Lähmungen möglich, Krämpfe, Delirien bis zur Demenz (also bis zur völligen Verblödung).

... Prognose ernst. MORTALITÄT 10 %. Tod unter allgemeiner Erschöpfung. (Tod unter allgemeiner Erschöpfung! Tod!! Hier stockt mein Atem. Prognose ernst. Mortalität 10 %. 90 % kommen durch, aber zehn Prozent sterben. Tod unter allgemeiner Erschöpfung. Die Rede ist von Lepra lombardica. Die Rede ist von Pellagra. Die Rede ist von Martin. Tod unter allgemeiner Erschöpfung.)

... Vorkommen bei einseitiger Ernährung mit Mais oder mit Cerealien wie Weizen, Roggen usw. (Das kann nicht sein! Einseitige Ernährung mit Mais – ja, aber nicht mit Cerealien! Das ist ein grober Unfug, ihr Herren von Pschyrembel, die alten Germanen hätten, wenn das zuträfe, nicht überlebt mit ihrer einseitigen Ernährung mit Gerste, Roggen, Hafer, Weizen. Nein! Der Satz muss heißen: Vorkommen bei einseitiger Ernährung mit Mais u n d Cerealien, weil Mais verhindert, dass die von den Cerealien reichlich gelieferten B-Vitamine resorbiert werden, darum heißt die Krankheit ja auch richtig „Maisvergiftung" und nicht etwa „Weizenvergiftung". Oder „Roggenvergiftung". Oder „Cerealienvergiftung". Denn wenn es eine Cerealienvergiftung gibt, dann ist sie mais-bedingt, bedingt von jenem hochgezüchteten, verfälschten Mais, zu welchem die Besserwisser aus der Alten oder Neuen Welt den indianischen Ur-Mais degradiert, richtiger: degeneriert haben. So rächt sich die Natur

60

an einer falschen Zivilisation. Oder anders: das ist die ausgleichende Gerechtigkeit der Geschichte.)

Aber was hilft das Martin. Er weiß nicht, ob und wieviel Mais er in den letzten Jahren gegessen hat, er schenkte dem keine Beachtung, aber dass er sich einseitig ernährt hat, weiß er sehr wohl, dauernd bloß Zuckerzeug und Weißmehlprodukte, nicht Vollkorn-Roggen, nicht Vollkorn-Gerste, nie Vollkorn-Hafer und sicher nie und nimmer Molke.

Die Beschreibung der Lepra lombardica passt auf Martin genau, selbst die Lidrandentzündungen schienen tagelang ausbrechen zu wollen, nur Mundfäule, Zungenentzündung und Erbrechen fehlen. An Durchfall leidet er seit Jahren. Über Schlaflosigkeit, Kopfschmerzen, Depressionen redet ein Mensch wie Martin nicht.

Wichtig ist nur: das Ekzem ist gestoppt. Es greift nicht um sich. Es breitet sich nicht mehr aus. Das Jucken hat aufgehört. Die Borken lösen sich. Aber die Haut unter den Borken sieht auf den ersten Blick aus wie normale Haut, bei genauerem Zusehen erkennt man aber eine graue oder weißliche, nahezu hölzerne Masse, grob geriffelt wie Elefantenhaut. Löst sich diese harte Haut und kommt darunter rosig-zarte Haut zum Vorschein, ist Martin geheilt. Geheilt und nicht tot.

Und er wird geheilt sein. Am ersten April 1989 wird von seiner Pellagra-Lepra nichts mehr zu sehen sein, so wahr mir Gott helfe. Aber der Stachel sitzt tief. Mortalität 10 %. Tod unter allgemeiner Erschöpfung.

Das darf Martin nicht lesen. Zum Glück kam er bisher nicht auf die Idee, den von mir ins Spiel gebrachten Begriff Pellagra im Pschyrembel oder im Herder nachzuschlagen. Ich werde die Bücher bis zum Ende der Therapie vor ihm verstecken. Im Wäscheschrank. Ich notiere: Pschyrembel, Stichwort Pellagra = Lepra lombardica. Und mache die Gegenprobe: Stichwort Lepra lombardica. Zu erwarten wäre: = Pellagra. Oder: siehe Pellagra. Oder: vgl. Pellagra. Oder die identische Beschreibung der identischen Krankheit. Aber nichts von alledem. Beim Stichwort „Lepra lombardica" vergisst das Klinische Wörterbuch das Stichwort „Pellagra". Es vergisst die eigene Gleichsetzung beider Begriffe. Wer also nur „Lepra lombardica" nachschlägt, erfährt nicht, dass es sich dabei um die Vitaminmangelkrankheit Pellagra handelt. Das Klinische Wörterbuch erklärt statt dessen:

LEPRA LOMBARDICA; Aussatz (lepo = schäle ab), chronische Infektionskrankheit m.e. Entwicklungszeit von zwei bis dreißig Jahren; anzeigepflichtig. (Pellagra dagegen ist nicht anzeigepflichtig, obgleich mit Lepra lombardica identisch)
... Erreger: Mycobakterium. L. zeigt vielfältige klinische Verlaufsformen, z.b. lepra lepromatosa... (weiß hier die linke Spalte nicht, was die rechte sagt?)

Der „vielfältige klinische Verlauf" ergibt neue Varianten der Benennung:

LEPRA LEPROMATOSA = bräunlich-rote Flecken und knotige Infiltrate, besonders im Gesicht und an den Schleimhäuten; Befall innerer Organe (Leber, Nieren, Darm). Durch Verschmelzung von Knoten im Gesicht entsteht die Facies leontina (Löwengesicht).

Plötzlich fällt mir Thomas Bernhard ein, der österreichische Schriftsteller, der vor wenigen Wochen überraschend und ein wenig rätselhaft aus dem Leben schied. Litt nicht auch er an einer von Mycobakterien hervorgerufenen Krankheit, die als unheilbar galt und von Medizinern „Morbus Boeckh" genannt wird? Womöglich ist Morbus Boeckh nichts anderes als eine Variante von Lepra bzw. Pellagra?

Die Zeitungen meldeten, dass Bernhard seit Jahren krank war; dass er sich vermutlich schon in jungen Jahren infiziert hatte, als er mit Tuberkulosekranken in Berührung kam. Unterscheidet man in der Medizin wie in der Geschichtswissenschaft zwischen Ursache und Anlass eines Ereignisses, ergibt sich folgender Befund: Ursache von Lepra bzw. Pellagra ist stets ein bestimmter Vitaminmangel, der mit einer gestörten Darmflora einhergeht. Folge: massive Hautstrukturschäden. Anlass der ekzematösen Erscheinungen und knotigen Verdickungen ist das jeweilige Bakterium oder Mycobakterium, das auf der strukturgeschädigten Haut ein günstiges Entfaltungsfeld findet. Entwicklungszeit: zwei bis drei Jahre.

Die Fakten beim Bernhardschen Morbus Boeckh reimen sich mir so zusammen: Bernhard war bei seinem Tod 59 Jahre alt. Seit rund zehn Jahren galt er als krank, d.h. in seinem 49. Jahr brach die Krankheit aus. Dreißig Jahre vorher, im Alter von 19 Jahren, hatte Bernhard monatelang Kontakt mit Tuberkulösen. Der zeitliche Rahmen könnte stimmen. Die Vermutung, dass es sich beim Bernhardschen Morbus Boeckh um eine Lepra-Pellagra-Variante handelt, verdichtet sich beim nächsten Stichwort:

LERPA NERVOSA SIVE TUBERKULOIDES (übersetzt: nervöse oder tuberkulöse Lepra). Das gibt es also, eine tuberkulöse Lepra! (Pellagra/Neurodermitis). Als wollte Pschyrembel mich bestätigen. Die Beschreibung der tuberkulösen Lepra lautet: de-pigmentierte oder hyperpigmentierte oder erythematöse (rote) Flecken, knotige Verdickungen der Nervenstränge bes. an den Extremitäten und im Zervikalbereich (cervix = Hals). Sensibilitätsstörungen, Paresen (Taubheitsgefühl), Atrophien (Verkümmerungen), Verlust der Finger und Zehen.

Wahrhaftig: keine schönen Aussichten für einen Mann von 59 Jahren, – sofern meine These stimmt: Morbus Boeckh = Lepra tuberkuloides. Um den Bernhardschen Tod zu verhindern, hätte sich ein Versuch mit der simplen, elementaren Martin-Therapie gelohnt: Darm sanieren, B-Vitamine zuführen. Und beobachten, was sich auf der Haut tut. Ich bin sicher, Bernhard wäre zu retten gewesen. Denn das mitbeteiligte Mycobakterium ist ja nicht Erstursache, sondern parasitäre Zweit-Ursache, das Bakterium ist ein Schmarotzer, der die Gunst der Stunde nutzt und sich auf der defizitären Haut breit und tief macht. Ohne Vorschädigung der Haut – und Schleimhaut – hätte das Mycobakterium keine Chance, keine tuberkulöse Lepra könnte entstehen.

Wie es denn ja überhaupt nicht darauf ankommt, den Erreger zu erkennen oder dingfest zu machen oder sonstwie zu bekämpfen, – nein! Es kommt nur darauf an, seine Gedeih-Bedingungen aufzuheben, d.h. die Hautstrukturschäden zu beheben, was in aller Schlichtheit bedeutet, den Vitaminmangel zu beseitigen – und nicht etwa, Medikamente gegen den „Erreger" ins Feld zu führen. Weder Antibiotika noch Cortison sind nötig, denn es bedarf keiner Angriffsstrategie gegen den „Erreger", sondern einer Gesundungsstrategie für die Haut. Es kommt nicht darauf an, Anti-Erreger-Gifte in den Körper zu schütten, sondern Gesundungssubstanzen einzuschleusen. Denn nicht der „Erreger" erregt Pellagra, sondern Pellagra erregt den „Erreger", fördert und begünstigt seine verheerende Ausbreitung. Ohne vorausgehende Hautschädigung hätte der Erreger nicht die geringste Entfaltungsmöglichkeit. Daher behaupte ich: Lepra gleich welcher Spielart ist grundsätzlich so einfach zu heilen wie Pellagra. Allenfalls könnte noch Kalium erforderlich werden, wobei der beste Kaliumlieferant: roher Kartoffelsaft ist. Kartoffelsaft ist darüberhinaus geeignet, überschüssige Säuren zu binden wie nichts sonst auf der Welt. Dass bei Pellagra auch Säuren im Spiel sind, ist bei langjährigem Zuckermissbrauch naheliegend; doppelt naheliegend, wenn Pellagrakranke auf Zitrusfrüchte oder überhaupt auf Fruchtsäuren schlecht reagieren. Ich werde versuchen, Martin zu Kartoffelsaft zu überreden.

Letzte Lepra-Variante im Pschyrembel:
LEPRA GRAECORUM = Psoriasis vulgaris. Bitte? Noch einmal:
Lepra Graecorum = Psoriasis vulgaris. Schlicht und einfach: Psoriasis ist eine Variante von Lepra und diese eine Variante von Pellagra, Stichwort: „vielfältiger klinischer Verlauf". Das könnte bedeu-
ten, dass auch Psoriasis nicht anders zu kurieren ist wie Martins Pellagra. Wenn Psoriasis darin besteht, dass das Wachstumstempo der
einzelnen Hautschichten nicht richtig koordiniert wird, – was liegt
näher als Strukturschäden und Koordinierungsstörungen miteinander in Verbindung zu bringen? Lediglich wäre zu überlegen, ob
zusätzlich ein anderes Vitamin vonnöten ist, von dem man weiß,
dass es als Bioregulator in den beiden **unteren** Hautschichten fun-
giert, – die Rede ist von Vitamin A. Ein Versuch wäre zumindest aussichtsreich. Schade, ich kenne keinen Psoriasisgeplagten. Bisher verordnen die Ärzte gegen Psoriasis – Fumarsäure, (d.i. eine ungesät-
tigte Dicarbonsäure, ein Oxydationsprodukt des tierischen und
pflanzlichen Stoffwechsels; Fumarsäure wird verwendet als Der-
matikum, als Haut-Heilmittel), – an B-Vitamine und Folsäure denken die Ärzte offenbar nicht. Aber nun will ich wissen, ob mein all-
gemeines Lexikon besser Bescheid weiß über die Pellagra-Lepra-Pro-
blematik als das Klinische Wörterbuch.

Herder
Stichwort PELLAGRA – eine multiple Vitaminmangelkrankheit ...
(hatten wir schon), ... P. kann durch eine B2-freie Diät nicht expe-
rimentell erzeugt werden, da Nikotinsäureamid und Riboflavin
normalerweise durch den gesunden menschlichen Darm produziert
werden und zwar durch spezielle Bakterien. Offenbar enthält Mais
eine Substanz, die diese Bakterien schädigt oder tötet. Pellagra-ähnliche Symptome treten auch nach Behandlung mit Antibiotika

65

auf. (Eben! Mein Herz klopft bis zum Hals, dieses Lexikon erkennt den Zusammenhang zwischen Pellagra und Vitaminmangel ganz klar, dazu die Gefährlichkeit von Mais, dazu den Zusammenhang zwischen Pellagra und Antibiotika, auch wenn die durch die Antibiotika zerstörte Darmflora nicht eigens genannt wird, aber das Wichtigste steht am Schluss: ... kann durch Verabreichung dieser Vitamine geheilt werden). Nochmal: kann durch Verabreichung dieser Vitamine (nämlich der B2-Gruppe) **geheilt werden**. Nichts von „Prognose ernst", nichts von Mortalität. Das Lexikon muss ich nicht verstecken. Mein Tagebuch aber wohl!!!

LEPRA = durch einen dem Tuberkelbazillus sehr ähnlichen Erreger (Mycobakterium) verursachte, nur wenig ansteckende Infektionskrankheit. Nach einer Inkubationszeit von sechs Wochen bis vielen Jahren treten weiße Hautflecken, langsam wachsende Knoten und Geschwüre in der Haut, Nervenschädigungen und Verstümmelungen der Knochen auf. Die Infektion wird **stark begünstigt durch Sapotoxine in der Nahrung.**

Hätte ich doch die Gelassenheit eines abgeklärten Weisen! Aber mir hüpft das Herz im Leib ob dieses Stichwort-Textes. Die Verwandtschaft zwischen Pellagra und Lepra (lombardica) hat schon Pschyrembel festgestellt; die Verwandtschaft zwischen Lepra und M. Boeckh stellt das Lexikon (unfreiwillig) fest: ... ein dem Tuberkelbazillus s e h r ähnlicher Erreger gilt als Ursache; die Ansteckungsgefahr ist gering (Natürlich! Sie setzt einen ähnlich geschädigten Darm d.h. einen ähnlichen Vitaminmangel voraus; sind diese Voraussetzungen nicht gegeben, hat der Erreger keine Chance, die Ansteckung unterbleibt, darum habe ich keine Pellagra oder Neurodermitis, Martin aber wohl).

Frage: Wie weit ist Tuberkulose Vitaminmangel-bedingt? Wie groß ist der Abstand zu M. Boeckh? Wie gering zu Martins Erkrankung? Die Antwort ließe sich ermitteln, wenn man sich eines Verfahrens bediente, das in der wissenschaftlichen Forschung üblich ist: man unterstellt zunächst eine Hypothese als richtig – und leitet entsprechende Aktionen ein; erfüllen die Ergebnisse die Erwartungen, gilt die Hypothese als bestätigt; erfüllen sie sich nicht, gilt die Hypothese als widerlegt. In unserem Fall hieße das:

Lepra lombardica bzw. Pellagra – sowie Lepra nervosa sive tuberkuloides – und Morbus Boeckh – und Tuberkulose – und Lepra Graecorum bzw. Psoriasis vulgaris – und Lepra Judaeorum = Aussatz sind genau wie Neurodermitis zu behandeln (Darmsanierung/B-Vitamine). Bessert sich der Zustand der Kranken oder (ver)schwinden die Krankheitsbilder binnen angemessener Frist (drei bis vier Monate), – gilt die Hypothese als bestätigt; (ver)schwinden die Krankheitsbilder nicht, ist sie widerlegt.

Schade, dass keiner da ist, zu dem ich sagen kann: topp! die Wette gilt! Ich stelle mir vor, je zehn Vertreter der sieben Krankheiten treffen sich in einer Therapie-Gruppe und werden nach den hier entwickelten Grundsätzen behandelt. Kontrolle nach acht Wochen oder zwölf oder sechzehn. – Ich bin sicher, zwei Drittel der Kranken hätten einen Gesundungsschub aufzuweisen. Aber dieser Gesundungsschub muss ein Wunschtraum bleiben. Schade, schade, schade.

Martin, der den ganzen Tag Freunde in Tübingen besuchte, brachte eine frische, eiweiß-angereicherte Molke mit, die – wie er behauptet, – ihm viel besser schmeckt. Obendrein sieht sie appetitlicher aus, nämlich weiss und nicht grünlich-trüb. Martin ist unzufrieden, obgleich seine Haut gut aussieht, beruhigt, gefestigt. Die Zeit läuft uns davon, sagt er. Nur noch zwei Wochen bis zum Stichtag. Meinen Einwand, dass unsere Therapie gerade mal zehn Tage alt ist (Beginn am 8. März), will er einfach nicht hören. Zehn Tage für eine Krankheit, die sich in Jahren entwickelte, sind bei Gott keine lange Zeit. Nicht eingerechnet die drei Rückschläge: erst zu wenig Molke, dann Überdosierung von Niacin, dann überalterte Molke mit (D-) statt (L+)Säure.

Martin schweigt und starrt in seinen Kalender. Wenn wir keinen Fehler mehr machen – und wir werden keinen mehr machen, ich wüsste nicht, welchen – , kannst du dem ersten April in Ruhe entgegensehen.

Martin schweigt.

18. März 1989 – Samstag.

Martin denkt schon wieder daran, den Gesundungsprozess zu beschleunigen, indem er die Vitaminzufuhr gleichmäßig erhöht: viermal täglich statt dreimal.

Ich widerspreche heftig. Im Gegensatz zu meinen bäuerlichen Vorfahren bin ich nicht der Meinung: viel hilft viel, sondern: die richtige Dosis hilft viel. Oder auch: eine ausreichende Dosis hilft genug. „Wieviel ist genug?" fragt Martin. Genug ist die Dosis, bei der die Krankheit stoppt; gut ist die Therapie, bei der die Krankheit nicht weiterschreitet. Bevor ein Zug rückwärts fährt, muss er erst einmal anhalten. Vor dem Rückgang liegt das Bremsmanöver, vor dem Rückweg zur Gesundung liegt das Abbremsen der kranken Prozesse. Das ist längst geschehen und zwar mit der Dosierung: dreimal täglich. Wozu also mehr? Man soll in der Medizin nie besser sein wollen als gut.

Martin schweigt.

Auch Overziers gewaltige Therapie-Empfehlungen sehen nach zwei Wochen eine Reduktion vor und nicht etwa eine Steigerung der Dosierung. Bei Folsäure zum Beispiel empfiehlt Oberzier zunächst 10–30 mg täglich für zwei Wochen, dann aber rät er, die Erhaltungsdosis auf 2,5–5 mg pro Tag herunterzufahren. Der normale Tagesbedarf eines Gesunden liegt bei 1–2 mg. Martin nahm bis jetzt dreimal 5 mg = 15 mg pro Tag, – das ist mehr als genug, auch wenn man eine noch immer nicht ideale Resorption in seinem Darm unterstellt.

Martin schweigt.

Mit Folsäure, sage ich, ist nicht zu spaßen, weil sie das Wachstumshormon stimuliert, was bei einem Erwachsenen nicht unbedingt ratsam ist.

Martin schweigt.

Er erwartet mehr. Er erwartet von mir etwas Zusätzliches. Heute. Jetzt. Sofort.

Da fällt mir ein: Bärlauch. Es ist Bärlauch-Zeit im Wald. Ich kenne einen Ort, wo besonders schöner Bärlauch besonders früh wächst, an einer windgeschützten Stelle, in fünfzehn Minuten zu Fuß zu erreichen.

Bärlauch? Martin ist skeptisch. Er greift zum Lexikon und liest: Bärlauch, Allium ursinum, eine weithin nach Knoblauch riechende Frühlingspflanze feuchter Wälder mit weißen Blütendolden; als Salat und Volksheilmittel (Blutreinigung) verwendet.

Er lässt das Buch sinken. „Worauf warten wir? Geh'n wir!" kommandiert er.

Unterwegs mildert sich seine Stimmung. Wahrscheinlich kann man medizinische Verfahren nicht optimieren durch Intensivieren, überlegt er, – die Erhöhung einer bestimmten Dosis lässt sich der Körper nicht bieten, so mechanisch ist er nicht organisiert, dass „mehr" immer mehr Leistung bringt. Wahrscheinlich gibt es bei jeder Dosiserhöhung unwägbare Kreuz- und Querreaktionen, die bei geringerer Dosis nicht auftreten und die kein Medizinerhirn je ergründen wird, sagt er. Das trifft sich mit meinen Überlegungen. Alle Prozesse in der Natur sind unvorstellbar fein organisiert, sozusagen raffiniert, sodass alles, was wir tun, einem Hammer gleicht, mit dem wir ein Uhrwerk bearbeiten. Ein Wunder, dass das Uhrwerk nicht zerbricht, sondern brav weiterläuft, manchmal sogar besser weiterläuft, wie Martins Haut im Augenblick beweist.

Martin betrachtet seine Arme. Eigentlich, gibt er zu, sehen sie aus, als sei die Sache in wenigen Tagen ausgestanden.

Richtig. Das Ekzem ist geschrumpft. Es ist dünn und hell geworden, an manchen Stellen nur noch erkennbar an den verstreuten kleinen roten Punkten, die wirken, als habe Martin vor Tagen an Brennesseln gestreift. Mehr nicht. Aber ich verstehe seine Ängste. Die Therapie gleicht einer Gratwanderung. Der kleinste Fehler, die kleinste Unachtsamkeit führt zum Rückschlag. Heute jedoch, in diesem Augenblick, besteht nicht der geringste Anlass zum geringsten Zweifel. In der hellen Frühlingssonne sieht Martins Haut aus wie von innen erneuert, der linke Arm ist fast schon makellos.

Aber die Beine machen nicht voran, sagt Martin, – da sieht alles aus wie gehabt.

Fast – wie gehabt, lieber Martin, außerdem: am linken Bein hat sich das Ekzem zuerst entwickelt, hier sitzt es am tiefsten, folglich braucht die Heilung hier mehr Zeit. Außerdem ist denkbar, dass der menschliche Körper so etwas wie eine therapeutische Hierarchie besitzt, eine Rangordnung in der Heilung, nach dem Motto: das Wichtigste zuerst. Das Wichtigste sind die oberen, die hirn- und herz-nahen Zonen, also werden sie sozusagen zuerst bedient, danach erst der Rest. Ein Mensch, der stirbt, erkaltet von den Füßen her, nicht vom Kopf und nicht von den Armen her. Wenn also das linke Bein zögerlich abheilt, ist das nicht beunruhigend, sondern – natur-gemäß.

Ein durchdringender Knoblauchduft steigt uns in die Nase. Wir sind angekommen.

„Vor allem," sagt Martin, „ist der Mensch ein undankbares Geschöpf: vor zehn Tagen wäre ich zufrieden gewesen, wenn ich nur ohne Juckreiz hätte leben dürfen; heute ist der Juckreiz schon vergessen und ich verlange das Unmögliche: das Ekzem soll im Eiltempo verschwinden. Idiotisch. Aber – vielleicht beschleunigt der Bärlauch die Heilung doch?"

Ach, das ist nun ganz mein Sohn. Er erkennt seine Fehler, – aber er lässt nicht von ihnen. Wir pflücken jeder fünf dunkelgrüne Blätter, halten sie vorsichtig, möglichst ohne Druck in der Hand und rennen durch den lichten Wald zurück. Zu Hause legt Martin seine Beute zwischen zwei dünne, mit Butter bestrichene Brotscheiben und isst sogleich, halb vergnügt, halb neugierig. Ich schneide die Blätter in dünne Streifen und streue sie wie ein Gewürz auf mein Brot. Falsch! sagt Martin, durch Schneiden und Zerkleinern vergrößerst du die Verdunstungsfläche und damit die Oxydationsmenge, das kommt einem Verlust an Wirkstoffen gleich. Mag sein. So penibel kenne ich meinen Sohn sonst nicht. Aber ich bin sicher, es bleiben noch genug Wirkstoffe im geschnipselten Bärlauch übrig. Kauend liest Martin Pfarrer Künzels Bärlauch-Hymne: ... reinigt den ganzen Leib, treibt kranke, verstockte Stoffe aus, macht gesundes Blut, vertreibt und tötet giftige Stoffe, ewig kränkelnde Leute, solche mit Flechten und Aissen, Mehlgesichter, Skrofulöse und Rheumatische sollten den Bärlauch verehren wie Gold. Kein Kraut der Erde ist so wirksam zur Reinigung von Magen, Gedärm und Blut. Die jungen Leute würden aufblühen wie Rosenspaliere und aufgehen wie Tannenzapfen an der Sonne; auch wenn sie vorher voller Ausschläge und Flechten waren, skrofulös am ganzen Leib und bleich, als wenn sie schon im Grab gelegen und von den Hennen hervorgescharrt wären, – so werden sie vollständig gesund und frisch mit diesem herrlichen Gewächs ... dieser Gabe Gottes... – Und wenn davon die Hälfte stimmt, sagt Martin, wären wir ekzematösen Bleichgesichter ganz zufrieden.

Er betrachtet seine immer noch bräunlich-roten Beine mit der hellen, hölzernen Mittelzone – und seufzt.

19. März 1989 – Sonntag.

Martin beschließt, nachmittags einen Freund zu besuchen, der heute Geburtstag feiert, – im oberen Donautal! Hundert Kilometer von uns entfernt! Mir gefallen diese Ausflüge nicht. Sonntags nicht, während der Therapie nicht – und überhaupt. Aber offenbar kann ein junger Mann während einer Therapie nicht einfach bloß zu Hause sitzen, Molke und Vitamine schlucken und auf bessere Tage warten. Feucht will feucht, hatte der Hautarzt gesagt, – und jung will jung, muss ich wohl konstatieren. Um gleichwohl seinen guten Willen zu beweisen, rückt Martin mit einem eigenen Vorschlag heraus. Psoriasiskranke legen sich ins Tote Meer, – in ein Salzmeer. Warum ich nicht? Ich könnte, bevor ich das Fest besuche, wenigstens teilweise in Salzwasser baden, wenigstens die Arme zum Beispiel. Oder wenigstens den rechten Arm, den noch nicht so makellosen. Wenn man eine Therapie nicht durch innere Maßnahmen steigern kann, soll man das durch äußere tun. Oder nicht? – Kein Einwand meinerseits. – Martin begibt sich ins Bad, schüttet 500 g Kochsalz ins Waschbecken, lässt das heisse Wasser laufen und taucht den rechten Arm hinein. Gebannt schaut er auf Arm und Wasser.

Zunächst spürt er gar nichts. Nach vier Minuten beginnt ein leises Kribbeln. Nach sechs Minuten eine Art Jucken, – ein anderes Jucken als sonst, – nach zehn Minuten wird der Juckreiz unerträglich. Und die Haut wird krebsrot. Martin beendet das Armbad nach weniger als elf Minuten, spült den Arm eiskalt ab und greift zum nächsten Öl (Johannisöl). Vorsichtig streicht er über die malträtierte Haut. Als er kurze Zeit später – partyfein – das Haus verlässt, behauptet er, der Juckreiz sei schon wieder vergangen und der Arm fühle sich leichter an, freier.

Früher als erwartet kommt er zurück. Es waren nicht die richtigen Leute da, sagt er, aber der rechte Arm, sagt er – und zeigt ihn stolz

– ist dünner geworden, richtig abgeschwollen. Und die helle, die
richtige Haut kommt besser durch. Ich hatte gar nicht bemerkt, dass
seine Arme geschwollen waren.

20. März 1989 – Montag.

Obwohl alles gut aussieht, wird Martin nervös. Die Molketrinke-
rei widert ihn an. Warum können Vitamine nicht anders resorbiert werden? Warum hat der Mensch einen Darm? Und darin
Abschnitte mit Zotten? Und auf den Zotten nochmal Zotten,
Zotten-Zotten! Warum? Warum ist der Mensch so konstruiert und
nicht anders? Warum braucht der Mensch Vitamine? Warum entsteht ein verrücktes Ekzem, bloß weil ein paar lumpige Vitamine
fehlen? Warum? Warum? Martin ist wütend.

Was ist das: ein Therapie-Koller? Ein Molke-Koller? Hat er zu viel
Molke getrunken? Kann man zu viel Molke trinken? Ist das ein Lak-
tat-Azidose-Koller?

Es gibt keinen Grund zur Besorgnis, auch wenn die Beine sehr sehr
langsam abheilen, auch wenn dort die Ränder immer noch rot und
dick und krustig aussehen, auch wenn die aufgehellte Mitte täuscht:
denn diese hellere Mitte, die aussieht wie normale, blasse Haut, ist
in Wahrheit eine graue, harte, leblose Masse, – dennoch: kein
Grund zur Besorgnis. Der Prozess an den – fast – gesunden Armen
war genau der gleiche. Wir könnten die Beine in Bärlauch wickeln,
schlage ich vor. Aber Martin winkt ab, ärgerlich, fast empört, als
hätte ich ihm ein mittelalterliches Hexenrezept aufzuschwatzen versucht. Von einem Bärlauchwickel hält er nichts, gar nichts, schreit
er, – ob mir nichts Besseres einfalle. Dann ist er bereit, in den Wald
zu gehen, um eine Tagesration Bärlauch **zum Essen** zu holen:
genau 15 Blätter für drei Portionen zu je fünf Blättern pro Person,
macht dreissig Blätter. Und statt Molke will er Sauerkrautsaft trinken. Ich bin einverstanden, was sonst.

73

Vielleicht, überlegt er, ist sonst noch etwas nicht in Ordnung bei mir? Vielleicht ist mein Blutbild total entgleist? Sofort fährt er in die Kreisstadt zum Allgemeinarzt, um Blut und Harn kontrollieren zu lassen. Außerdem, sagt Martin, könnte der Mann mir die Vitamine verordnen, das Zeug geht ganz schön ins Geld (in mein Geld vorläufig, aber ich verschweige den Einwand), – er muss mir die Vitamine verordnen, sagt Martin, denn an den Armen ist der Erfolg eindeutig, da gibt es nichts zu bezweifeln, der Mann wird sein Entsetzen vor zwei Wochen ja noch nicht vergessen haben, als er mir die Eigenblut-Injektion verpasste.

Als Martin zwei Stunden später zurückkehrt, hat sich seine Laune noch mehr verdüstert. Der Allgemeinarzt hat es abgelehnt, die Vitamine zu verordnen, – obgleich er die abgeheilte Haut an den Armen erstaunt zur Kenntnis nahm, – dennoch: er sieht keinen Zusammenhang mit den B-Vitaminen. Er sieht keinen Zusammenhang. Er hat keine Erklärung, aber er sieht auch keinen Zusammenhang zu dem, was bisher gemacht wurde. Was glaubt er dann, wovon das Ekzem verschwand? Von nix? Er hatte eine Besserung erst in einem halben Jahr erwartet.

Da kann ich nur sagen: typisch.

Um seinen Zorn abzureagieren, um dem Arzt gleichsam aus der Ferne zu beweisen, wie sehr Molke und B-Vitamine die Haut beeinflussen, will Martin jetzt sofort einen Molkewickel auf das linke, das immer noch schlimm befallene Bein.

Vier Stunden hält Martin still, legt das gewickelte Bein hoch, liest Literaturbesprechungen, studiert Verlagsverzeichnisse und blättert in Dantes Göttlicher Komödie (im Originaltext, in dankbarer Erinnerung an die glückliche Studienzeit in Perugia). Lasciate ogni speranza voi chi entrate, liest er mit Pathos, und wünscht sich zurück nach Italien.

Dann die große Enttäuschung: nach vier Stunden Molke-Wickel –

keine Veränderung zu sehn, nicht die geringste. Das Ekzem ist weder blasser, noch röter, weder breiter, noch schmäler, nicht kürzer und nicht länger, einfach unverändert.

Vielleicht tut sich etwas unterirdisch? Vielleicht bereitet sich eine Veränderung unter den Krusten vor, jetzt, in diesem Moment, und die neue, gesunde Haut erscheint ganz plötzlich, wie Phönix aus der Asche oder wie wenn ein Vorhang weggezogen wird oder wie ...

„Deine Phantasie!" sagt Martin ärgerlich, „– Wann soll denn der Vorhang fallen?"

Vielleicht morgen.

Martin nennt das Unsinn. Er glaubt, sein Blutbild sei entgleist und der Urin im Eimer, – soll heißen: auch entgleist. In drei Tagen erhält er den Befund.

21. März 1989 – Dienstag.

Der Vorhang ist gefallen. Über Nacht. Das molkegewickelte schlimme linke Bein sieht heute Morgen **wesentlich** besser aus, viel viel heller, viel viel dünner, viel rückzugsbereiter.

Martin registriert den Fortschritt beiläufig, wie ein Tennisspieler ein unverhofftes Break. Womöglich, sagt er, ist der Erfolg dem Wechsel von Molke zu Krautsaft zu verdanken – who knows? Er scheint wieder zuversichtlicher zu sein und erklärt sich bereit, das Auto zur Inspektion zu fahren, um in der Wartezeit einen Schulfreund zu besuchen, die Vitamine einzunehmen, ebenso den Krautsaft, und am späteren Abend wieder zurückzusein.

So geschieht es. Zwar verzögert sich Martins Rückkehr bis kurz vor Mitternacht, aber er versucht, seine Schlafvorbereitungen möglichst lautlos zu treffen, um mich nicht aufzuwecken. Natürlich liege ich wach im Bett, möchte wissen, welche Mutter es schafft, ruhig zu schlafen, solange sie ein Kind mit dem Auto unterwegs weiss. Ich warte auf das Geräusch, das entsteht, wenn er im Nebenraum das Licht ausknipst. Ich warte umsonst. Martin scheint noch mit irgendwelchen Verrichtungen beschäftigt. Oder er liest noch einen Gesang in Dantes Komödie. Aber nein: er stöhnt. Ich höre ihn stöhnen, obgleich er offenbar versucht, lautlos zu stöhnen. Ich finde ihn wachliegend – mit einer Schüssel Molke im Bett, in die er den Ellbogen getaucht hält. Er liegt unbewegt, von Schmerz gezeichnet.

Was um Himmels willen ist geschehen?

Mühsam hebt er den Arm aus der Molkeschüssel. Am Ellbogen hängt eine hühnereigroße Geschwulst, dunkelrot. „Tut wahnsinnig weh," sagt Martin, „schon die Ruhestellung tut weh, die geringste Bewegung zwingt zum Schreien. Was ist das?"

„Was hast du gemacht?"

Nichts. Natürlich! Er hat nichts gemacht als das: er hat beim Autofahren den Arm an die Scheibe gelehnt, er fuhr mit dem Ellbogen an der Fahrerscheibe. Mehr war nicht.

In einer kalten Märznacht eine halbe Stunde lang den Ellbogen, bloß mit Hemd und Pulli geschützt, gegen eine feucht-kalte Scheibe pressen reicht für eine schwere Nervenentzündung allemal aus. Die Erklärung scheint ihm einleuchtend.

Und jetzt?

Das Beste gegen Nervenentzündungen sind Johannisölwickel, nichts sonst. Martin ist zermürbt vom Schmerz und lässt alles mit sich geschehen. Er fragt nichts. Zu Beginn des Jahres habe ich mit Johannisöl eine allerschlimmste Ischiasentzündung kuriert: binnen zwei Tagen, teile ich mit, während ich ihm den Wattestrang, triefend von Öl, um die schmerzende Stelle wickle, mit einer Binde befestige, seinen Schlafanzugärmel drüberziehe, einen Wollschal über dem Ganzen befestige und den Arm, statt ihn in kalte Molke zu tauchen, auf ein Kissen bette. Hoffentlich kannst du schlafen. Müde winkt er ab.

Gegen sechs Uhr morgens höre ich, wie er das Licht ausknipst. Um halb neun schleiche ich mich in sein Zimmer: er schläft, den Arm unverrückt auf dem Kissen.

Gegen elf Uhr steht er auf und berichtet: der Schmerz habe die ganze Nacht über angehalten bis zum Morgengrauen; jetzt spüre er in völliger Ruhestellung nichts mehr, aber bei der geringsten Bewegung fahre der Schmerz in den Arm wie eine Rakete.

Ich überrede ihn zu einem s e h r warmen Johannisöl-Bad von wenigstens zwanzig Minuten Dauer, – Martin gehorcht wortlos. Und badet gleich eine halbe Stunde, lässt danach den Ellbogen wieder mit Johannisöl wickeln. Die Geschwulst ist unverändert dick, hängt am Ellbogen wie ein angeklebtes Osterei, nur nicht mehr dunkelrot wie in der Nacht, sondern hellrosa.

Die Schmerzen lassen langsam nach, sagt Martin, auch wenn ich den Arm bewege, – was er sogleich probeweise vorführt. Der Schmerz setzt genau in dem Moment ein, wenn der Arm in Schulterhöhe kommt. Insgesamt doch eine erstaunlich rasche Besserung, stellt er sachlich fest, fürchtet jetzt aber eine aufkommende Grippe und legt sich missmutig wieder ins Bett.

Ach ja, was er noch sagen wollte, – das molke-gewickelte Bein macht jetzt doch schnellere Fortschritte als bisher. Er sagt es ohne Euphorie, mit einem fast übellaunigen Unterton. Er ist grätig und zwar grundlos, mache ich ihm klar, und darum taufe ich ihn neu. Ich nenne ihn mein grätiges Gesamtkunstwerk.

Kein Lächeln zum Dank. Nicht einmal eine Andeutung.

23. März 1989 – Gründonnerstag.
Tag der Blut- und Urinbefunde. Martin will keinen telefonischen Bescheid, er will die – gefürchtete – Auskunft Aug in Auge mit dem Allgemeinarzt entgegennehmen. Nach dem Frühstück fährt er in die Kreisstadt – und kommt unerwartet früh zurück, strahlend, gut-

gelaunt: die Befunde – und zwar alle! – allesamt! – bewegten sich nicht nur im Normbereich, sondern – alle! – im Idealbereich! Laut Blut- und Urinbefund ist Martin kerngesund.

Und so fühlt er sich jetzt auch. Er verlangt sofort eine Erneuerung des Ölwickels am Ellbogen, der immer noch geschwollen ist, aber kaum mehr schmerzt. Martin betrachtet seine ölgebadete Haut und stellt fest: sieht besser aus, gesünder irgendwie. Sowohl Arme als auch Beine. Er ist sicher, es kann nur noch wenige Tage dauern, bis die harten Krusten verschwinden, sich auflösen oder abfallen oder sich sonstwie davonmachen, nur noch kurze Zeit, bis die regenerierte Haut sich durchsetzt. Martin vertauscht die Jeans gegen kurze Hosen und begibt sich – ausgerüstet mit vielen Büchern – auf die Terrasse. Ein warmer Tag, ein Tag wie im Frühsommer. Licht und hell und fröhlich. Warum sind wir beide plötzlich so guter Dinge? So siegesgewiss? Verrückt! Die Sonne wird die Heilung vorantreiben – und nicht etwa die Krankheit, sagt Martin, – im klaren Widerspruch zum Hautarzt, der die „Lichtexposition" (die es nicht gab) für die Ekzeme verantwortlich gemacht hatte. Martin setzt sich in den Liegestuhl und reckt die Gliedmaßen ins gleißende Licht. „Wär ich bloß in Italien!" seufzt er, „Nirgendwo ging es mir so gut wie dort!"

Da meldet sich Besuch.

Ein Freund aus Perugia kommt, als hätte er Martins Seufzer vernommen, der gute Camillo, Kollege seit Martins Studienzeit in Italien. Er ist einige Wochen in Deutschland unterwegs auf den Spuren der Stauferkaiser – da muss er einfach schnell mal bei seinem Freund vorbeischauen. Aber kaum haben die beiden Freunde sich begrüßt, als Camillo entsetzt zurückfährt, auf Martins – kaum mehr – ekzematösen Beine starrt und hervorstößt: „Hast du Pellagra? Porca miseria! Du hast Pellagra! Wie kommst du dazu?"

Ich habe Maisvergiftung – ganz ohne Mais, gibt Martin zurück, –

ist das nicht Fortschritt? Aber der Scherz verpufft ohne Wirkung. Martin will den Freund zum Sitzen nötigen, aber Camillo verzichtet, er hat es plötzlich sehr eilig, es ist besser, ich gehe wieder, sagt er, Kranke brauchen Ruhe, viel Ruhe, – addio Martino! addio, Signora! Und draußen ist er.

Er hat es vermieden, uns die Hand zum Abschied zu geben, – so als hätten wir die Beulenpest.

„Der tut, als habe ich Aussatz." sagt Martin verärgert, und ahnt offenbar nicht, wie nahe er der Wahrheit ist. „Was hätte Camillo gemacht," fragt er wütend weiter, „wenn er mich vor vierzehn Tagen gesehen hätte? Hätte er die Polizei gerufen? Oder mir eine Blechbüchse umgehängt, – wie im Mittelalter den Aussätzigen? Dio mio!"

„In einer Woche ist nichts mehr zu sehen," versuche ich, ihn zu trösten, „dann sind die letzten Ekzemreste verschwunden, dann ist nichts mehr zu sehen und kein Camillo kann auch nur ein Fitzelchen Pellagra bei dir entdecken. In einer Woche bist du wieder gesund von unten bis oben, von vorn bis hinten."

Es hilft nichts, der Nachmittag ist verdorben.

„Deine Blut- und Harnwerte sind vorbildlich, geradezu ideal!" versuche ich es von neuem, „– das hast du schriftlich, ich möchte nicht wissen, wie Camillos Blut- und Harnwerte sind."

„Vielleicht war die Messung falsch," sagt Martin mit traurigen Augen, „vielleicht wurden die Ergebnisse verwechselt, versehentlich vertauscht! Wer weiß! Schau mich doch an! Die Werte können gar nicht stimmen!"

Dio mio! Seit zwei Wochen kein Zucker, kein Weißmehlerzeugnis, keine Schokolade, kein Schwarztee, kein Alkohol sowieso, statt dessen die allervernünftigste Ernährung der Welt: Haferschrot, Reis, Kartoffeln, Kraut und Rüben, Kräutertee, Mineralwasser, dazu – bitte, nicht vergessen! – Molke! Quark! Bioghurt! Sauerkrautsaft und alle B-Vitamine, – da müssen die Werte ideal sein, was denn sonst. Bärlauch nicht zu vergessen.

Martin beruhigt sich nicht. Er geht ins Haus. „In den nächsten sieben Tagen verordne ich mir zu allem übrigen zwei Dinge," verkündet er, „– morgens ein Ölbad – abends ein Salzbad, jeden göttlichen Tag bis zum 1. April. Und inzwischen absolutes Besuchsverbot! Ich will niemanden sehn." Und sofort schreitet er zur Tat. Obwohl es noch lange nicht Abend ist, steigt er mit zwei Kilo Salz in die Badewanne, lässt sehr heißes Wasser einlaufen, das Badethermometer zeigt 42 Grad. Von Hyperämisierung spricht er nicht mehr. Tut gut, sagt er und taucht bis zu den Schultern ins heiße Wasser.

Das rosarote Osterei am Ellbogen ist geschrumpft zu einem Knubbel. Schmerzen entstehen nur noch, wenn der Arm kreisförmig bewegt wird. „Ab morgen," verkündet der Badende, „mach ich wieder Liegestütz, – aber nicht einarmig!"

Nach einer halben Stunde duscht er das salzige Wasser ab, tupft sich trocken und ölt den ganzen Körper mit Johannisöl ein, – kann ja wohl nicht schaden, meint er. Zum Glück besorge ich Johannisöl immer literweise (eine teure Sache, mit Verlaub), – was Martin offenbar voraussetzt. An solche Fragen verschwendet er keinen Gedanken. Wer Johannisöl empfiehlt, muss es zur Strafe auch im Haus haben, – und zwar reichlich.

Noch einmal wickeln wir den dicken Ellbogen in das vielgepriesene Öl, worauf Martin sich in sein Zimmer zurückzieht, mit Büchern im Übermaß versorgt.

„Fürchte dich nicht, denn ich verkünde dir eine große Freude," sage ich unter der Türschwelle, „– ab morgen kannst du die Ellbogenfrage vergessen."

„Das will ich hoffen," sagt Martin patzig, „– dass dir wenigstens diese Heilung gelingt." – O Mann!

24. März 1989 – Karfreitag.

Am frühen Morgen bereits ein Ölbad von mindestens dreißig Minuten. Der Ellbogen ist tatsächlich ganz gesund, er lässt sich in alle Richtungen bewegen. Na bitte. Binnen drei Tagen kuriert! „Die Kandidatin hat einen Punkt." sagt mein Sohn zu mir, und wendet sich wieder seiner Lektüre zu, denn er pflegt auch im heißesten Wasser zu lesen.

Später Müsli-Frühstück ohne Früchte, ohne Säure, wie die ganzen drei Wochen schon. „Ich habe eine dezidierte Abneigung gegen Obst inzwischen," sagt mein Sohn, „besonders gegen Zitrusfrüchte, weil ich den Eindruck nicht loswerde, dass Fruchtsäure den Juckreiz anheizt. Aber da ich ja sonst überaus gesund ernährt werde mit Kraut und Rüben, leide ich keinen Mangel, selbst bei gänzlicher Abwesenheit von Obst und Südfrüchten."

Wohl eine Art Karfreitags-Ironie.

„Und bitte nichts Religiöses heute," sagt Martin, „keine Liturgie, keine frommen Gesänge, auch nichts Gregorianisches, ich bin ein überzeugter Heide und werde es bleiben."

Er füllt ein Glas mit Sauerkrautsaft, nimmt die Vitamintabletten, trinkt das Glas bis zur Neige und sagt: Ende des Rituals. A piu tardi. Bis später. Er verschanzt sich hinter die Bücher, als müsse er sie auswendig lernen. Ich brauche ihn an die Vitamin-Einnahme nicht mehr zu erinnern, das hat sich jetzt eingespielt.

Am späten Abend nimmt er wieder ein Salzbad. Der Arm braucht nicht mehr gewickelt zu werden. Die Liegestütz-Ankündigung hat er wohl vergessen. Und gegen die Quark-Ravioli zum Abendessen hatte er nichts einzuwenden, Gott sei gelobt!

25. März 1989 – Ostersamstag.

Er dehnt das morgendliche Ölbad auf eine volle Stunde aus. Sehr angenehm, behauptet er.

Dann hat er den Einfall, die Vitamin-Einnahme zu reduzieren auf zweimal täglich. Warum denn?

Er betrachtet Arme und Beine und scheint zufrieden. Arme fast in Ordnung, stellt er fest, – Beine auf dem Weg dazu. Die mittlere tote Zone hellt sich mehr und mehr auf und schwindet gleichzeitig. Man soll nicht mehr tun als nötig. Jedes Zuviel schadet. Vielleicht ist jetzt, nach drei Wochen, zweimal täglich richtiger als dreimal täglich, – who knows?

Prinzipiell richtig, aber im Moment voreilig. Doch Martin lässt sich nicht davon abbringen. Es bleibt bei zweimal heute. Am Abend verspürt er einen diffusen Juckreiz. Zu sehen ist nichts, keine Veränderung zum Schlechteren, – aber ein leises Kribbeln dort, wo morgens nichts kribbelte. Also zurück zur alten Dosierung: dreimal täglich, da hilft nun nichts.

26. März 1989 – Ostern.

Sommerliches Wetter ist angesagt. Martin nimmt ein dreißigminütiges Ölbad, dazu trinkt er in kleinen Schlucken eine halbe Tasse Molke. Es muss nicht immer Sauerkrautsaft sein, erklärt er. Nein, muss nicht.

Gegen zwei Ostereier (ungefärbt, weich gekocht) hat er nichts einzuwenden. Im Eidotter versenkt er eine Knoblauchzehe, fügt Senf und Pfeffer dazu nebst einem Quentchen Salz, – „Soll gut sein für den Teint." sagt er sarkastisch. „Und Cholesterin ist bekanntlich nicht nur lebensnotwendig," doziert er weiter, „sondern eine höchst eigenwillige Substanz: reduziert man exogenes Cholesterin, – dann steigt bekanntlich die endogene Produktion, d.h. der Cholesterinspiegel bleibt konstant oder nimmt sogar zu, egal, auf wieviel Eier oder Krabben oder Oliven, Butter, Sahne, Käse man verzichtet, – ein Umstand, den die Mediziner immer noch nicht geschnallt haben."

„Wie kommst du darauf?" „Im Theater gab es mehrere solcher

Fälle, bis einer endlich auf die Idee kam, einen Schmalspurmediziner, einen Heilpraktiker, zu befragen; der Mann hatte offenbar den Durchblick, denn er verordnete zur Senkung des Cholesterinspiegels – Magnesium, – was vollkommen funktionierte. Die Begründung ist simpel: Cholesterin und Magnesium kommen im Körper umgekehrt proportional vor, mathematisch ausgedrückt: es sind reziproke Größen, steigt die eine, sinkt die andere, – das ist der ganze Witz."

„Außerdem senkt Biotin den Cholesterinspiegel ebenso wie Östrogen," ergänzte ich und wollte wissen, warum Martin den klugen Mann nicht in Sachen Ekzem konsultiert habe.

Hatte er! Aber Fehlanzeige. Der kluge Mann wusste nichts weiter als Stibiumsalbe, die sehr schnell versagte, – und außerdem ist sie giftig; großflächig darf man sie sowieso nicht anwenden; und außerdem macht Stibiumsalbe einen langjährigen Vitaminmangel ja wohl nicht wett, oder?

Martins rhetorisches „oder" verlangte keine Antwort. Und den Darm saniert sie auch nicht.

Martin schlug einen Osterspaziergang vor – zur Mittagszeit, wenn die Bürger vor dem Lammbraten sitzen. Er wollte eine kurze Hose und ein kurzärmliges Hemd tragen, extra! Weil er glaubt, dass Sonnenexposition die Heilung beschleunigt. Camillo schien vergessen. Als Belohnung für einen Verzicht auf Widerspenstigkeit meinerseits versprach er, den Faust zu rezitieren, erster Akt, erste Szene, das unsterbliche „habe nun, ach!". Aber die Rezitation musste unterbleiben. Zu viele Bürger waren zeitgleich mit uns unterwegs. Lammbraten an Ostern scheint außer Mode zu kommen. Schade. Ersatzweise bestand Martin auf einem Sonnenbad. Nur mit einem Hut bekleidet legte er sich eine volle Stunde auf die Terrasse, allerdings hatte er den ganzen Körper, einschließlich der kranken Partien, mit Wollfett-Salbe eingestrichen. Nach einer Stunde duschte er kalt, tupfte sich trocken und befand: alles wesentlich besser. Alle kranken Stellen hell und fast glatt. Nur die Ekzemränder noch ein bisschen erhöht, ein bisschen rot, ein bisschen gepünktelt, abgesehen vom linken Bein, dessen Mitte immer noch krank und grau und hölzern aussieht, leblos, wie abgestorben, – tot. Auch Martin stellte fest: diese Hautpartie sieht aus wie nicht von dieser Welt. Aber wenn es das linke Bein auch noch packt, dann schicke ich einen Gruß an den Herrn Hautarzt: bitte zu bemerken, Lichtexposition fördert die Heilung bei Neurodermitis ungemein, halten zu Gnaden.

Spät in der Nacht noch ein Salzbad, zwanzig Minuten Dauer.

27. März 1989 – Ostermontag.

Noch sechs Tage. Die Frist läuft ab. Martin bleibt dabei: vor dem Frühstück ein halbstündiges Ölbad, das die Spannung auf der Haut mildert.

Im Wasser liegend verkündet er, in den nächsten Tagen werde er weder Molke noch Sauerkrautsaft trinken; sein Darm sei saniert. Beweis: Milchsäure widerstehe ihm total. Egal ob Molke oder sonstwas.

Einverstanden.

Ferner weist er mir nach: die Risse in der Zunge sind verschwunden. Auch die Risse in den Mundwinkeln sind verschwunden. Die Lippen sind nicht mehr knallrot, sondern normal gefärbt. Und das Ekzem – bitte sehr: Er hebt die Arme aus dem Wasser. Am linken Arm ist auch mit schärfstem Auge nichts mehr zu sehen, was auf Ekzem deuten lässt; rechts noch letzte Reste braun-roter Pünktchen. Martin hebt die Beine und hängt sie über den Wannenrand. Rechts unterhalb des Knies ein rötliches Krustenmal zartester Beschaffenheit, kaum größer als eine Puppenhand. Links dagegen unverändert diese seltsam fahle Schicht zwischen Knie und Knöchel, eine reaktionslose Zone.

Schau genau hin! befiehlt Martin.

Richtig! Durch die hölzern-leblose Schicht schiebt in Kringeln und Kreisen gesunde Haut nach, rosig und glatt.

Eine Frage von Tagen, sagt Martin, bis der ganze Quatsch vorbei ist, – und taucht die Beine wieder unter Wasser, – ich bin zufrieden, sagt er,– und das heißt viel.

Natürlich heißt das viel, es kommt einem halben Verdienstkreuz gleich.

Halbe Kreuze gibt es nicht, sagt Martin ungewöhnlich streng, – so nicht und so nicht.

Warum fällt mir jetzt das Märchen von den wilden Schwänen ein? Von dem Mädchen, das seine verwunschenen Brüder erlösen wollte und aus Nesseln Hemden flechten musste binnen kurzer Frist: noch vor Morgengrauen musste die Arbeit getan sein, wenn der Zauber gelingen sollte. Tatsächlich fehlte, als die Sonne aufging, am letzten Hemd ein Ärmel und einer der zwölf Brüder, der in dieses Hemd schlüpfte, entrann dem Verhängnis nicht ganz: ihm blieb statt eines Arms – ein Schwanenflügel.

Vielleicht ein Sonnwendmärchen oder eines, das den verstümmelten Monat Februar meint. Vielleicht auch eines, das eine Hypothese meint, geflochten in kurzer Frist: Neurodermitis ist Pellagra, und Martin schlüpft hinein und ist verwandelt, eh dass die Sonne aufgeht am 1. April, – und zwar ohne Rest. Ganz verwandelt.

Blödes, wildes Herzklopfen.

Nach dem Bad, beim Frühstück, sagte Martin: „Es wird von einem Mann berichtet, der mit seinem Pferd in kalter Winternacht vom Wege abkam und – ohne es zu merken – über den kaum gefrorenen Bodensee ritt; am Ufer angekommen, schon gerettet, erfuhr er, welch tödlicher Gefahr er gerade entronnen, – und erschrak, erschrak nachträglich zu Tode – und tot fiel er vom Pferd. Ich," sagte Martin, „falle nicht vom Pferd, auch wenn ich weiß: Todesrate bei

Pellagra zehn Prozent, – behauptet wenigstens Pschyrembel. Das Buch kannst du ruhig wieder aus dem Schrank nehmen."

„Du weißt – ? Du wusstest die ganze Zeit – ?"

Mir bleibt der Bissen im Halse stecken.

Martin spricht ruhig weiter: „Die Vitamine nehme ich so lange, bis der letzte Rest Pellagra verschwunden ist."

Dann steht er auf, setzt sich ins Auto und fährt zu seinem Freund – nach Konstanz, welches liegt am Bodensee.

Es ist ein Uhr nachts, als er zurückkommt. Sein Salzbad versäumt er auch zu dieser späten Stunde nicht. Und isst sogar ein Joghurt hinterher.

28. März 1989 – Dienstag.

Nachmittags, als Martin lesend auf der Terrasse sitzt, ermuntere ich ihn, eine g e s c h ä l t e Birne zu essen, eine einzige; die erste seit langem; genau genommen, die erste, seitdem er hier ist. Seit drei Wochen die erste Birne! Das erste Stück Obst. Martin will nicht. Er hat kein Verlangen nach Säure, auch nicht nach der milden Säure einer Birne, geschält oder nicht. Zitrusfrüchte mit der scharfen Säure (PH 2) sind sowieso tabu.

Nun gut: als höflicher Mensch isst Martin die Birne doch. Seine Augen sind blank und hell und klar wie lange nicht. Kein gelber Schimmer trübt die Sklera. Das schlimme linke Bein bessert sich zusehends. Die gesunden Partien vergrößern sich, verzehren gleichsam die leblos-graue Schicht, die mehr und mehr verschwindet. Der einst grässliche Juckreiz ist schon nur noch Legende.

Das ist der Stand heute, am 21. Tag der Therapie. Vor genau drei Wochen, am 8. März, haben wir angefangen, die unter dem Namen Neurodermitis bekannte Pellagra niederzuringen. Jetzt, nach 21 Tagen, ist die Krankheit besiegt.

Fast besiegt. Dank der Birne, dank der Fruchtsäure ist sie es nicht.

Am abend sieht Martins Haut zwar immer noch unverändert gut aus, aber der Juckreiz beginnt von neuem. Der für immer besiegt geglaubte Juckreiz meldet sich an mehreren Stellen zugleich. Ohne meine Obstmanie wäre das nicht passiert. Es juckt nicht stark, doch eindeutig.

„Der Mensch soll nicht essen, wenn er kein Bedürfnis hat," sagt Martin, „– und schon gar nicht, wonach er kein Bedürfnis hat, Frau Mutter, – zum Beispiel eine Birne."

Die Anrede ist neu. Der böse Unterton nicht zu überhören. Er hat ja Recht.

Als Martin zum Tagesabschluss ins Salzbad steigt, sagt er spöttisch: „Ekzem gut, – wär noch besser ohne Birne."

Ist ja gut! Ich habe die Lektion verstanden.

29. März 1989 – Mittwoch.

Eine Birne zählt offenbar zu den lässlichen Sünden, welche Mutter Natur am ehesten verzeiht. Frühmorgens vor dem Ölbad weist Martin Arme und Beine vor: alles gut. Sogar am schlimmen linken Bein geht es weiter aufwärts. Die tote Zone ist geschrumpft auf einen allerkleinsten Rest. Und kein Juckreiz weit und breit. Wie wenn der Heilungsprozess jetzt an Fahrt gewinnt; wie wenn er sein Tempo beschleunigen wollte. Gibt es das: eine galoppierende Gesundung? Vielleicht, wenn die Umstände es erlauben. Aber die Umstände, sie sind nicht so. Heute, zwei Tage nach den Osterfeiertagen, gibt es im ganzen Dorf noch immer keine frische Milch (zum Müsli), keinen Quark (unter die Bärlauchblätter), kein Joghurt und schon gar keine Molke. Auch in der Kreisstadt: Fehlanzeige. Ebenso im Nachbardorf.

Aber die Therapie übersteht jetzt eine zweitägige Pause in der Milchsäure-Zufuhr, denn die Vitamine werden offenbar weiter resorbiert: die Haut wird noch heller, noch rosiger, noch glatter.

„Noch schöner!" sagt Martin (ohne Ironie). Seine Darmflora hat jetzt jenen Idealzustand erreicht, wo sie nur noch der natürlichen Mauserung unterliegt und erst nach zwei oder drei Tagen einer Auffrischung bedarf. Oder einer Mauserungsnachhilfe.

Martin hat längst andere Sorgen.

Ob er denn nie mehr werde ein Stück Kuchen essen dürfen? Ob dann sofort ein Rückfall in die Pellagra drohe? Nie mehr Tiramisu oder Pfannkuchen, Honigschnitten, Eisbecher, Sahnetaschen, Schokolade oder Pralinen? Alles nie mehr?

Donnerwetter, so offen hat er sein Sündenregister noch nie bloßgelegt. Ich plädiere für eine weitere vierwöchige strikte Zuckeraskese. Danach mag er ein wenig sündigen, aber bitte: mäßig, äußerst mäßig. Zuckerzeug und Weißmehlprodukte bedürfen zu ihrer Verstoffwechselung einer überhöhten Vitaminration, eine überhöhte Vitaminzufuhr ist nicht unbeschränkt gefahrlos, trotz der Wasserlöslichkeit der B's. Künstliche Vitaminzufuhr bleibt künstlich. Und das heißt: unnatürlich. Die Natur toleriert Unnatürliches nur bedingt. Aus Unnatürlichem kann langfristig nicht Natur entstehen.

„Du wirst lyrisch," sagt mein Sohn, „– wie wär's mit sachlich?"

Nun gut: sachlich, – kann er haben. Gesundheit ist kein Zustand, sondern ein Prozess. Gesundheit wird in jedem Augenblick hergestellt. Auch Haut wird in jedem Augenblick hergestellt. Gelingt dieser Herstellungsprozess nicht, entsteht kranke Haut, – zum Beispiel Neurodermitis beziehungsweise Pellagra beziehungsweise Lepra beziehungsweise Aussatz. Zuckerzeug und andere Kunstprodukte stören den Herstellungsprozess von Gesundheit; dagegen mit Kunst-Vitaminen gegenzusteuern, ist ein Notbehelf, aber keine Lösung auf Dauer. Auf Dauer kann man Natur nicht überlisten.

„Danke," sagt Martin, „ich hatte nicht die Absicht, mein altes Leben wieder aufzunehmen. Der Reiter vom Bodensee, sofern er nicht tot vom Pferd fällt, reitet kein zweites Mal darüber. Freiwillig nicht."

Damit begibt Martin sich ins nächtliche Salzbad.

30. März 1989 – Donnerstag.

Angeblich fühlt sich Martin leicht erkältet. Er lutscht morgens schon einige Salbei-Pastillen, die der Apotheker ihm empfahl. Abends wieder Juckreiz! Was ist mit den Pastillen? Ein Blick auf die Packung: sie haben einen Zuckerüberzug. Sie fliegen in den Müll! Und Martin trinkt zwei Becher Molke statt einen.

31. März 1989 – Freitag.

Juckreiz wieder ex, Haut vollständig abgeheilt, narbenlos, makellos.

Martin: „Ich fühle mich fit wie nie."

Und dann sagt er den schönsten Satz, den einer sagen kann nach einer solchen Therapie.

Er sagt: „Ich fühle mich wieder wohl in meiner Haut."

Er fühlt sich wohl in seiner Haut! Was um Himmels willen kann man mehr wollen.

Trotzdem nimmt er noch einmal ein Ölbad vor dem Frühstück Abends ein Salzbad.

„Vielleicht nicht mehr nötig, aber gut," sagt Martin, „- und außerdem: sehr angenehm."

Na bitte.

1. April 1989 – Samstag.

Tag des Aufbruchs. Martin hat es eilig. Es drängt ihn zurück zur Arbeit. Sagt er. Vielleicht drängt es ihn anderswohin?

Zum Abschied reicht er mir nicht die Hand, – er packt mich bei den Schultern, sagt: „Wie heisst es so schön? Wer heilt, hat Recht. Du hattest Recht, hast drei Mediziner aus dem Feld geschlagen, also sei zufrieden."

Aber ich bin ja zufrieden, ist ja gut.

(Warum müssen Mütter beim Abschied immer heulen? Möchte bloß wissen!)

Martin wendet sich zum Gehen. Auf dem Gartenweg bleibt er stehen.

Bei den alten Römern, sagt er belehrend, – zählte die Heilkunst zu den artes liberales, zu den freien Künsten. Sie stand so hoch im Kurs wie Mathematik. Ein Heilkundiger galt so viel wie Pythagoras.

Damit steigt er ins Auto.

Er kurbelt die Scheibe herunter, winkt.

Ab hier und heute, sagt er, gilt ein neues Motto: Neurodermitiker aller Länder, – (er verbessert sich) – Pellagrarier aller Länder, – (er lacht) – vereinigt euch!

Lachend und winkend fährt er davon.

Erster April neunzehnhundertneunundachtzig.

Nachbetrachtung zum Fall Martin

Neurodermitis
ist weder eine Allergie noch eine Atopie

Martin war geheilt.

Er war symptomfrei. Aber die Therapie war damit noch nicht zu Ende.

Vierundzwanzig Tage waren vergangen, seitdem er zum ersten Mal die Kombination Molke/B-Vitamine eingenommen hatte, aber sobald er die Dosis reduzierte, meldeten sich die Symptome zurück. Erst kam der Juckreiz wieder, dann tauchten rote Pünktchen auf und zwar dort, wo die Ekzeme am heftigsten gewesen waren: am linken Bein und am rechten Arm. Nahm Martin wieder die volle Dosis – dreimal täglich –, verloren sich Juckreiz und Pünktchen binnen einem Tag. So ging das zwei Monate lang, von Anfang April bis Ende Mai 1989.

Dieselben Probleme traten auf, sobald er gegen die Verbotsliste verstieß, seinen Gelüsten nach Süßem nachgab, eine Tasse heiße Schokolade trank oder Tiramisu aß oder einfach bloß einen Apfel oder eine Orange, – schon hatte er das Bedürfnis, sich zu kratzen. Er hatte nur dann Ruhe, wenn er die Verbotsliste so penibel einhielt wie die Einnahme von Molke und Vitaminen.

Dann, Anfang Juni, war die Hautstruktur so weit wiederhergestellt, dass Martin aus der Therapie ausschleichen konnte, aus der Verbotsliste wie aus der Kombination Molke/Vitamine. Für dieses Ausschleichen ließ er sich noch einmal vier Wochen Zeit, wobei er von Woche zu Woche weniger einnahm: eine Woche lang nahm er die Vitamine zweimal täglich, dann eine Woche lang einmal täglich, in der dritten Woche reduzierte er weiter auf einmal jeden dritten Tag, um schließlich in der vierten Woche noch ein einziges Mal die Vitamine zu schlucken – und dann war Schluss. Es war Schluss mit den Vitaminen und mit der Verbotsliste. Und kein Juckreiz kam zurück und keine roten Pünktchen. Und so ist es geblieben bis heute, da ich dies schreibe, November 1996. Das heißt innerhalb von sieben Jahren gab es keinen Rückfall – und das ohne jede Maßnahme. Martin ernährt sich inzwischen ziemlich durchschnittlich, hält sich nur bei Alkohol und Süßigkeiten etwas zurück, nicht mehr als dies ohnehin für jedermann geboten ist. Wohlgemerkt: Juckreiz und Ekzeme waren längst verschwunden, – und dennoch musste die Kur noch volle drei Monate beibehalten werden – einschließlich der Verbotsliste. Doch dann war der Hautzustand wieder derart stabil, war der Hautstoffwechsel wieder derart gefestigt, dass die Neurodermitis verschwunden blieb. Bis heute.

Was folgt daraus?

Daraus folgt: diese Neurodermitis war nichts anderes als die Ausprägung eines gravierenden Vitamin-B-Mangels, der zu den tiefgreifenden Strukturschäden der Haut geführt hatte. Auf diesem Hautstruktur-Defizit entwickelte sich der „massive" bakterielle Infekt, der anders keine Gelegenheit zur Entwicklung gehabt hätte. Daher erübrigte sich jede Angriffsstrategie gegen den Erreger, es genügte die Gesundungsstrategie für die Haut. Der bakterielle Infekt verschwand in dem Maße, wie die Haut sich wieder stabilisierte.

Wie ist die Erklärung im einzelnen?

Vitamine sind Katalysatoren für Stoffwechselprozesse. B-Vitamine sind Katalysatoren für Stoffwechselprozesse von Haut und Nerven. Ihr Fehlen führt – logisch! – zu bestimmten fehlerhaften Stoffwechselprozessen, welche sich nicht nur in charakteristischen Mangelschäden im Gebäude „Haut" zeigen, sondern auch in typischen Beeinträchtigungen von Nervenfunktionen (Schlafstörungen, Gedächtnisstörungen, Überreiztsein, Appetitlosigkeit). Dieser Gesamtkomplex krankhafter Erscheinungen heißt hierzulande Neurodermitis, anderswo Pellagra.

Die etablierte Medizin rechnet diese Krankheit zu den Allergien oder – neuerdings – zu den Atopien und nennt das neurodermitische Geschwür ein „atopisches Ekzem".

Diese einschüchternd akademisch klingende Unterscheidung zwischen Allergie und Atopie dürfte in Wahrheit kaum mehr sein als ein Etikettenschwindel. Zwei Zitate aus anerkannten wissenschaftlichen Werken sollen die Sachlage verdeutlichen:

„Atopie ist die zusammenfassende Bezeichnung für die auf einer genetischen Disposition beruhenden klinischen Manifestationen der Überempfindlichkeitsreaktionen vom Soforttyp." (alles klar?) So formuliert das Standard-Nachschlagewerk für angehende Mediziner, das Klinische Wörterbuch Pschyrembel, Ausgabe 1994.

Der Bombast der Formulierung kaschiert die Schlichtheit des Inhalts: Atopie ist eine Allergie auf genetischer Grundlage.

Ähnlich, wenngleich kürzer und klarer, formuliert das Lexikon Medizin von Roche (1987): „Atopie ist eine erblich bedingte Überempfindlichkeit mit Symptomatik der Allergie". Soll heißen: eine Atopie äußert sich in allergischen Symptomen.

Im gewöhnlichen Sprachgebrauch ist eine Allergie eine „Überempfindlichkeitsreaktion auf körperfremde Stoffe" (Duden). Es ist also korrekt, wenn wir im obigen Satz das Wort „Überempfindlichkeit" durch das Wort „Allergie" ersetzen. Dann lautet die Atopie-Definition im Lexikon Medizin (1987) wie folgt: „Atopie ist eine erblich bedingte Allergie mit Symptomatik der Allergie." Das heißt? Allergie gleich Atopie bzw. umgekehrt: Atopie gleich Allergie, – quod erat demonstrandum. Kein Etikettenschwindel?

Bleibt lediglich als einziges Unterscheidungsmerkmal zwischen

Atopie und Allergie die erbliche Bedingtheit, die sowohl von Roche wie von Pschyrembel behauptet wird. Gleichzeitig stellt jedoch Roche fest: Entstehungsursache unklar. Aber trotz der unklaren Entstehungsursache einer Atopie wird ihre erbliche Bedingtheit behauptet. Beweise fehlen. Dennoch wird eine erbliche Bedingtheit unterstellt – und die Unterstellung als faktischer Nachweis gewertet. Ist das Wissenschaft?

Im übrigen: das Wort „Atopie" bedeutet bloß „Sonderbarkeit" oder Ungewöhnlichkeit, (wörtlich: a-topos = nicht an diesem Ort), also etwas, wofür es an diesem Ort keine rechte Erklärung gibt. Der Volksmund nennt so etwas „komisch". Demnach wäre Neurodermitis atopica – eine komische Krankheit.

Aber eben das ist sie nicht. Neurodermitis (atopica) ist weder komisch noch atopisch, sie ist weder eine Allergie, noch eine Atopie, sie ist weder erblich bedingt, noch eine Überempfindlichkeitsreaktion, weder vom Soforttyp noch vom langsamen Typ, – Neurodermitis ist etwas ganz anderes und etwas viel Einfacheres: Neurodermitis ist identisch mit Pellagra. Neurodermitis ist eine Vitaminmangelkrankheit – im Verbund mit einer erheblich geschädigten Darmflora. Oder anders: Neurodermitis ist eine Darmerkrankung mit daraus resultierendem Vitamin-B-Mangel. Neurodermitis ist eine Doppelerkrankung von Darm und Haut oder eine Erkrankung der Haut aufgrund einer Erkrankung des Darms. In summa: eine darmbedingte Hautkrankheit. Oder eine auf der Haut sich manifestierende Darmerkankung.

Die neurodermitische Haut ist:

- rot
- schuppt
- nässt
- bildet Bläschen und Krusten
- juckt

Die Haut ist ferner extrem trocken, dünn, rissig, rauh, die Talg-produktion ist deutlich reduziert.

Zu den typischen Folgen eines Vitamin-B-Mangels gehören folgende Symptome:

- Rötung und Entzündung der Haut
- Abschuppung
- Bläschen – und Krustenbildung
- Juckreiz

Mit andern Worten: Rötung/Entzündung/Abschuppung/Bläschen-Krustenbildung und Hautjucken entstehen bei einem Mangel an B-Vitaminen grundsätzlich; die genannten Symptome sind typisch für diesen Mangel, wie sie typisch sind für Neurodermitis. Sie ver-schwinden aber bei hinreichender Zufuhr und Resorption der o.a. Vitamine. Daraus folgt? Für die etablierte Medizin vermutlich nichts; für den denkenden Menschen: dass das eine mit dem andern zu tun hat, dass Neurodermitis geheilt wird durch B-Vita-mine, – vorausgesetzt, sie werden resorbiert, vorausgesetzt, der Darm spielt mit.

Im einzelnen – zur Erinnerung sei es gesagt:

Rötung und Entzündung entstehen bei Mangel an B2, B6, Niacin, Pantothensäure, Folsäure: Abschuppung entsteht bei Fehlen von B2, Niacin, Biotin, Folsäure: Bläschen/Krusten entstehen bei Mangel an Niacin: Juckreiz entsteht bei Mangel an B2, Biotin, Niacin, Panto-thensäure, Folsäure.

Diese Angaben entstammen den von mir zu Rate gezogenen inter-nistischen Lehrbüchern (Overzier, Piper, Hackenberg). Diese Anga-ben beschreiben die Hauptsymptome von Neurodermitis wie in einem Negativbild. Dennoch taucht in den genannten internisti-schen Lehrbüchern weder der Begriff Neurodermitis auf noch das Wort Pellagra. Seltsam: die Symptome werden alle genannt, aber die Krankheit, die diese Mangel-Symptome im gebündelten Aufweis belegt, sie drastisch vor Augen führt, ja, in die Augen springen lässt, – sie wird nicht genannt. Sie wird nicht gesehen. Anderswo heißt so etwas: betriebsblind. Auch die auffallend reduzierte Talgproduktion, die zu trockener, rissiger, rauher Haut führt, verdankt sich einem Mangel an: B2, B6, Niacin, Biotin. Für den Zustand der Zunge sind fünf B-Vitamine verantwortlich: B2, B6, B12, Niacin, Folsäure. Keiner der drei Mediziner, die Martin untersuchten, zog die Zunge in Betracht als Indikator.

Zusammenfassend lässt sich sagen: am Stoffwechsel von Haut und Nerven sind sechs der acht B-Vitamine unmittelbar beteiligt. Wie also kann dieser Stoffwechsel funktionieren, wenn diese Vitamine nicht oder nicht ausreichend zur Verfügung stehen? Dass Stoffwechsel-Störungen zu erheblichen Krankheitsbildern führen, bedarf keiner Diskussion; dass Störungen im Stoffwechsel von Haut und Nerven zu erheblichen Haut- und Nervenproblemen führen, – wohl ebenso wenig.

Manche tun sich schwer mit dem Gedanken, mitten im wohlgenährten Europa könne es Vitaminmangel geben, denn – so lautet die übliche Begründung – der durchschnittliche Europäer habe genug zu essen und viele Nahrungsmittel seien außerdem noch mit Vitaminen angereichert.

Alles richtig, – nur:

die Zufuhr von Vitaminen ist nicht gleichbedeutend mit ihrer Resorption im Darm. Was im Darm nicht aufgenommen wird, kommt nicht ins Blut; was nicht ins Blut kommt, kommt nicht in den Stoffwechsel. Es ist durchaus möglich, reichlich Vitamine zu futtern – und trotzdem an Vitaminmangel zu leiden, dann nämlich, wenn der Darm streikt, – generell oder partiell. Dass das häufiger der Fall ist, als für gewöhnlich angenommen, zeigt ein Blick auf die Faktoren, welche die Darmflora schädigen oder vernichten:

• Antibiotika

- Sulfonamide
- Zytostatika
- Saponine / Sapotoxine
- Alkohol
- Tuberkulose-Impfstoff und
- Mais

Das sind aber nur die wichtigsten und bekanntesten Darmstörer. Hinzu kommen andere Faktoren: z. B. chronischer Durchfall (wobei Vitamin-B-Mangel diesen begünstigt, sodass ein Teufelskreis entsteht aus Darmstörung und B-Mangel, da die Darmstörung den B-Mangel vergrößert, der vergrößerte B-Mangel die Darmstörung intensiviert...); ferner: chronische Lebererkrankung, Schleimhautverkümmerung des Dünndarms, Darmresektion, Mangel an Magensäure. Sie alle führen zu einer pathologisch veränderten Darmflora, die naturgemäß nicht das leistet, was eine gesunde Darmflora leistet. Das leuchtet jedermann ein. Ebenso leuchtet ein, dass Darmstörungen zu Vitamin-B-Mangel führen müssen, dass Vitamin-B-Mangel zu Stoffwechsel-Störungen von Haut und Nerven führen und dass diese Störungen sich früher oder später als Neurodermitis manifestieren. Weniger einleuchtend dürfte sein, dass diese stoffwechselbedingte Krankheit in den Lehrbüchern der Inneren Medizin nicht einmal als Begriff auftaucht, – so als sei Neurodermitis lediglich ein Hautproblem, – eben eine „Allergie" der Haut gegenüber irgendwelchen unbekannten Reizstoffen. Schlimmer noch: man scheint zu vergessen, dass „Haut" ein Produkt innerer Prozesse ist und nicht einfach etwas, was außen am Körper sitzt ein für allemal. Man scheint vergessen zu haben, dass Haut in jedem Augenblick hergestellt wird und zwar unter ganz bestimmten (Stoffwechsel)Bedingungen und dass Haut sich dementsprechend gegenüber Außenreizen stabil oder nicht-stabil erweist.

Ich frage mich, warum das so ist. Ich frage mich, ob Vitaminmangel-Krankheiten an medizinischen Fakultäten sozusagen zu den Stiefkindern gehören, ob sie nicht zum üblichen Lehr- und Prüfungsstoff gehören, obgleich der Durchschnittseuropäer gute Aussichten hat, an einem Vitamin-B-Mangel zu leiden, – bei bester Ernährung. Und zwar auch dann, wenn er kein Alkoholiker ist und nicht täglich Tiramisu genießt, das in aller Regel unter Verwendung von rohem Hühnereiweiß hergestellt wird, welches das Antivitamin Avidin enthält, das zur Zerstörung der B-Vitamine führt. Nein, auch wenn er das alles nicht tut und nicht vorwiegend Mais verzehrt, auch dann hat er gute Aussichten, diese Krankheit zu bekommen, einfach deswegen, weil die Verordnung von Antibiotika und Sulfonamiden zum medizinischen Alltag gehört. Kurioserweise werden gerade bei Neurodermitikern häufig Antibiotika verordnet, welche keinen anderen Effekt haben können, als die Krankheit weiter anzuheizen. Es wäre lehrreich, die steigende Zahl von Neurodermitikern parallel zur Verordnung von Antibiotika und Sulfonamiden zu untersuchen. Bei Kindern müsste die Untersuchung ausgedehnt werden auf die Frage der Tuberkulose-Schutzimpfung, die von Klinikärzten hierzulande bedenkenlos verabreicht wurde (und wird??), obgleich durch diese Impfung der kindliche Darm erheblich in Mitleidenschaft gezogen wird, da diese Impfung den Zweck verfolgt, den kindlichen Organismus darauf zu konditionieren, eventuelle Tuberkel-Bazillen anzugreifen und zu vernichten. Leider macht der so konditionierte Organismus aber dann auch nicht halt vor den Darmbakterien, welche den kindlichen Darm zu neunzig Prozent auskleiden, da der Tuberkel-Bazillus dem wichtigen Darmbakterium Lactobazillus bifidus s e h r ähnlich ist. Die auffallende Zunahme von Neurodermitis unter Kleinkindern (und Säuglingen) dürfte damit eine Erklärung finden. Mehr noch: auch die sogenannte Milchallergie der Kleinkinder dürfte hier ihre

Erklärung finden, da es sich weniger um eine Milchallergie handeln dürfte als um eine durch die Tbc-Impfung gezüchtete Unfähigkeit, Milch zu verdauen, denn diese setzt eine gesunde Darmflora voraus, die ja gerade dank dieser Impfung attackiert und krank gemacht (oder vernichtet?) wird.

Es wäre viel gewonnen, wenn die etablierte Medizin beim Thema Neurodermitis anfinge, die richtigen Fragen zu stellen statt terminologische Nebelkerzen zu werfen, Stichwort Atopie. Es wird Zeit, einzusehen, dass das sogenannte atopische Ekzem nichts anderes ist als die transalpine Form der cisalpinen Pellagra und diese nichts anderes als – Neurodermitis.

Aber solange das nicht geschieht, werden gegen diese Krankheit weiterhin Cortison und Antibiotika verordnet oder weitergehende Ratschläge gegeben wie etwa: das Schlafzimmer gut zu lüften, sich von Teppichen, Polstermöbeln, Hunden und Katzen zu trennen, reizarme Lotionen zu benutzen oder es mit Psychotherapie zu versuchen. Auch Aufenthalte am Meer werden empfohlen – oder im Hochgebirge. Eine Spezialklinik verordnet vorverdaute Pulvernahrung (Hydrolysate), um dann mit sogenannten Provokationstests die angeblichen Nahrungsallergene herauszufinden. Auch in dieser Spezialklinik wird das Dogma von der allergischen oder atopischen Neurodermitis ungeprüft nachgebetet, wobei es darauf ankäme, das angeblich „verrückt spielende Immunsystem" zu normalisieren. Auch hier wird versäumt, nach dem Zusammenhang von Darmstörung - Vitaminmangel - und Hautmanifestation zu fragen.

In südlichen Ländern, den sogenannten maisverzehrenden, ist Neurodermitis unter dem Namen Pellagra bekannt und längst durchschaut als Folge eines Mangels an Vitamin B. Bleibt die Frage, weshalb es dennoch nicht gelingt, diese Krankheit zu heilen, obgleich man einen Erkenntnisschritt weiter ist als hierzulande. Ich vermute einen doppelten Fehler: zum einen beschränkt sich die Therapie auf die einseitige Zufuhr von Niacin – und zwar, – wie mir italienische Freunde berichten, – hochdosiert; zum anderen scheint die Sanierung der Darmflora mittels Molke oder Sauerkrautsaft unbekannt zu sein. Auch dürften Zweifel erlaubt sein, ob die während der Therapie unabdingbare Einhaltung der Verbotsliste, insbesondere, was Kaffee und Zitrusfrüchte betrifft – (und Alkohol!) konsequent befolgt wird.

Fachleute muss es schmerzen, von einem Laien (einer Laiin) belehrt zu werden. Denn nicht sein kann, was nicht sein darf. Aber es kommt nicht darauf an, wer hier wen belehrt. Es kommt darauf an, gegen eine quälende Krankheit eine effiziente Therapie zu etablieren, – nicht irgendeine, – noch eine! – sondern eine, welche sich l o g i s c h ergibt: das ist die an Martins Fall entwickelte Therapie. Dies einzusehen setzt voraus, dass man sich daran erinnert, wie sehr die B-Vitamine den Stoffwechsel von Haut und Nerven bestimmen, d.h. den Stoffwechsel jener Gewebe, die der Austragungsort von Neurodermitis sind.

FALL CORNELIA

Mundfäule

Eines Tages meldete sich meine Schulfreundin Cornelia und wollte einen telefonischen Rat. Ich könne, fügte sie spöttisch hinzu, meiner Sammlung von Wunderheilungen eine weitere hinzufügen. Ich überhörte Cornelias Ironie, zumal ich sie ohnehin kaum verstand, denn aus dem Telefon schallte mir eine Mischung aus Krächzen und Gurgeln entgegen.

„Warum sprichst du so komisch?" fragte ich.

„Weil ich nicht anders kann." war die Antwort.

„Und warum kannst du nicht anders?"

„Weil ich den Mund nicht aufkriege."

„Und warum kriegst du ihn nicht auf?"

Das eben sei das Problem, krächz-gurgelte Cornelia, seit vierzehn Tagen sei ihre Mundhöhle entzündet und geschwollen, wie noch nie eines Menschen Mundhöhle geschwollen gewesen sei, und das, obgleich sie bereits drei Ärzte konsultiert habe.

Der erste, ihr Hausarzt, verordnete eine Tinktur, die sie mit dem Zeigefinger ins Zahnfleisch einreiben musste, – genutzt habe das gar nichts. Im Gegenteil: die Entzündung ging weiter und griff auf Gaumen und Kehle über. Daher ging sie zum Hals-Nasen-Ohren-Arzt, – zu einer Kapazität!, krächzte Cornelia, – die Kapazität verschrieb ihr ein Breitband-Antibiotikum, das sie fünf Tage nahm, – ohne jeden Erfolg, – wie ich hören konnte; der Hautarzt, den sie dann aufsuchte, gab ihr einen Spray, der auch nicht half, statt besser werde es stündlich schlechter, jetzt zum Beispiel greife die Entzündung auf die Lippen über, die geschwollen seien wie bei einem Schwarzafrikaner, – zum Platzen! – und jetzt kämen auch noch Blasen hinzu.

An Essen sei nicht zu denken, an Trinken auch nicht. Cornelia sagte, sie nehme nur noch Flüssigkeiten zu sich, – Suppen und Kräutertees, die sie mit Hilfe eines Röhrchens aufsog, – sie komme von Kräften, krächzte sie, stinke aus dem Mund, dass es ihrer Familie grause, denn auch an Zähneputzen sei nicht zu denken, sie sei sich selber zum Ekel geworden, was sie um Himmels willen tun solle. Alles, alles, alles habe versagt.

Zunächst sollte sie begreifen, woher ihre Mundfäule kam. Aber Cornelia wollte keine Erklärung, sie wollte bloß, dass es ihr wieder besser ging. Mir geht's grauenvoll, krächz-gurgelte sie, denn sie traute sich nicht mehr auf die Straße, wenn Besuch kam, versteckte sie sich, am Telefon ließ sie sich verleugnen, das Schlimmste war, sie hatte Angst, die Entzündung könnte sich noch weiter ausbreiten, in den Kehlkopf wandern oder überhaupt den ganzen Leib befallen.

„Was sagen deine Ärzte?" wollte ich wissen.

Sie sagen, was bisher gemacht wurde, sei richtig, krächzte Cornelia, – eine Erklärung für ihren Zustand hatten sie nicht.

Dabei war die Erklärung einfach.

Zwei Jahre vorher hatte sich Cornelia einer Herzklappen-Operation unterzogen, die zu ihrer vollen Zufriedenheit verlief, aber anschließend nahm sie – auf Anraten des Herzspezialisten täglich ein – „leichtes" – Antibiotikum, um zu verhindern, dass die reparierte Herzklappe sich entzündet. Zwar hat das Antibiotikum die Entzündung der Herzklappe verhindert, aber Cornelias Darmflora ruiniert. Die alte Leier.

Cornelia tat, als begreife sie nicht.

Ein Antibiotikum ist ein Bakterienkiller, erklärte ich der Geplagten, – das ist seine Aufgabe, – aber auch die Darmflora besteht aus Bakterien – und die werden mitgekillt. Das ist der ganze Witz.

Cornelia war nicht einverstanden. „Mein Antibiotikum muss ich schlucken," sagte sie, – „eine entzündete Herzklappe wäre eine Katastrophe, – immerhin hat sie sich nicht entzündet."

„Aber deine Mundhöhle."

Cornelia sah da keinen Zusammenhang.

Erst als ich ihr erläuterte, dass eine zerstörte Darmflora gleichbedeutend ist mit gestörter Vitaminaufnahme, und dass fünf der acht B-Vitamine mit Zunge und Mundschleimhaut zu tun haben, dass ihr Fehlen genau zu Mundfäule führt, – war sie bereit, „halt" auch noch B-Vitamine zu schlucken, plus Molke, wie ich verlangte, plus Absetzen des Antibiotikums.

„Ich tu's," krächzte sie, – „aber ich verspreche mir nichts davon." Außerdem war sie enttäuscht, dass ich nichts Spezielles gegen die Entzündung empfahl und dies sogar für vollkommen überflüssig hielt. Ein seriöser Arzt könne darüber nur lachen, meinte sie, – aber wenn sie alles tue, wie verlangt, – was dann?

„Dann ist deine Mundfäule in vier Tagen verschwunden," sagte ich. Die Prognose wirst du noch bereuen, krächzte Cornelia zum Abschied.

Tatsächlich war meine Prognose falsch. Cornelias Mundfäule verschwand nicht in vier Tagen, sondern – in drei! Nach drei Tagen waren alle Symptome an den Lippen und in der Mundhöhle verschwunden. Wie weggeblasen. Als ich, wie vereinbart, Cornelia am vierten Tag besuchte, konnte ich beim besten Willen nichts Mundfäuliges mehr entdecken. Keine geschwollenen Lippen, keine Blasen, keine geschwürigen Backentaschen, kein entzündetes Zahnfleisch, keine schmerzhafte Zunge. Cornelia aß und trank, was alle aßen und tranken und sprach mit einer Stimme, hell und klar wie einst.

„Ich trinke die Molke, weil sie mir schmeckt," erklärte sie, – nicht, weil ich daran glaube. Cornelia ist übrigens die einzige, die dem Molketrinken einen Genuss abgewinnen konnte. Aber vielleicht schmeckte sie ihr auch nur, weil ihr Körper so dringend danach verlangte. Einer der anwesenden Gäste, ein Arzt mit „riesiger" Praxis, wie Cornelia mir verriet, fragte mich spöttisch, wie ich zu meiner Vitamin-These komme, sie werde in der Wissenschaft „diskutiert", – bewiesen sei sie nicht, er selber halte sie für falsch, da es in der wohlgenährten Bundesrepublik keinen Vitaminmangel gebe.

Ich überlegte, ob ich ihm den Unterschied zwischen Vitaminzufuhr und Vitaminresorption erklären sollte, – ich als Laie! dem Herrn Doktor vor versammelter Gästeschar! Oder die Notwendigkeit einer intakten Darmflora; vielleicht hätte ich einfach sagen sollen, er möge gelegentlich in ein Lehrbuch der Inneren Medizin schauen, da könne er im Kapitel Stoffwechselerkrankungen beim Thema Vitaminmangel das Stichwort „Mundfäule" gleich mehrmals finden; ich wies auch nicht darauf hin, wie lückenhaft seine Kenntnisse in Fragen der Vitaminmangel-Symptome zu sein schienen, – ich beschränkte mich darauf, an die antibiotisch ruinierten Därme in der wohlgenährten Bundesrepublik zu erinnern, – aber er schien nicht zu verstehen.

Eine magere Studienrätin, emsig rauchend, sagte mit hochgezogener Braue: „Mundfäule ist ein Virus! Da helfen keine Vitamine!"

Die Gästeschar betrachtete die Studienrätin dankbar.

„Fragt sich, wann und weshalb ein Virus – virulent wird," sagte ich. Wegen Vitaminmangel? Dann müsste ich längst auch Mundfäule haben, sagte die Raucherin spitzzüngig.

„Schlucken Sie zwei Jahre lang ein Antibiotikum, dann werden wir sehen," sagte ich.

Die Dame schwieg, die Gäste schwiegen, ich verabschiedete mich. Cornelia begleitete mich zur Tür. „Molke schmeckt prima," sagte sie zum Abschied noch einmal, „ich trinke sie weiter."

Tatsächlich hat sie das Molketrinken wochenlang beibehalten – und keinen Rückfall erlebt.

Mundfäule II

Bläschenausschlag im Mund
Stomatitis aphthosa

Im Juni meldete sich Martin telefonisch. Erstens, um mitzuteilen, die Haut sei „optimal", zweitens weil ein („sehr netter") Kollege ein Problem habe.

Der sehr nette Kollege litt nach Martins Schilderung an einer Krankheit, die der Arzt „Aphthen" nannte (also Bläschen) und die er seit fünf Jahren behandelte, aber so, dass die Krankheit weder verschwand, noch schlimmer wurde, sondern immer auf demselben Stand verblieb. Auf diese Weise fühlte sich der Kollege weder gesund noch krank. „Ob Frau Mutter eine Idee habe?"

Nach Martins Schilderung handelte es sich um einen weiß-gelblichen Bläschenausschlag, der die ganze Mundhöhle des Mannes überzog, was beim Kauen besonders schmerzte. Und wenn der Mann sang, also den Mund weit aufmachte, wurde es „irgendwie" schlimmer, weshalb der Kollege auch auf gelegentliches Singen verzichtete. Das Schlimmste war aber nicht der Sangesverzicht, auch nicht das Kauen, sondern der Umstand, dass dieser entzündete Mund sämtliche Mädchen abschreckte und keine ihn küssen wollte. Der Mann hatte jetzt eine fast fünfjährige Kuss-Abstinenz hinter sich, – fürwahr ein hartes Los. Vor allem hatte der Kollege jetzt genug von seinem status quo und von einer Behandlung, die die Krankheit gleichsam konservierte. Er wollte ein für allemal g a n z aus der Krankheit herauskommen und wieder leben wie ein Mensch. Martin ließ mich nicht zu Wort kommen, er entwickelte die Therapie selber. Er werde dem Kollegen raten, diese Bläschen-Sache als

Variante von Neurodermitis zu betrachten beziehungsweise von Mundfäule, als Variante der Variante sozusagen, sagte Martin. Der Kollege solle das Zeug nicht mehr direkt bekämpfen, solle keine entzündungshemmenden Mittel mehr nehmen, sondern den Mund mit Molke ausspülen und die B-Vitamine nehmen oder ob etwas dagegen spräche.

„Nein, nichts!" sagte ich.

Einstiegsdosis dreimal täglich, ob das richtig sei.

Ganz richtig.

„Mit anderen Worten," sagte Martin, „es kommt wohl auch hier darauf an, die Schleimhaut strukturell zu festigen" (ich hörte, wie unsere Frühjahrsgespräche nachwirkten), „– dadurch wird dem Erreger der Boden entzogen." – ob er das richtig referiere.

Ganz richtig.

„Na schön," sagte Martin, „du hörst von uns."

Ich hörte aber nichts.

Zwei Wochen später lieferte der Blumen-Zustelldienst ein Ungetüm von Strauß bei mir ab: Lilien, grünlich-weiß wie Molke, Rosen, rot wie eine entzündete Mundhöhle, und Schleierkraut, übersät mit kleinen weißen Bläschenblüten.

Absender: der glückliche Kollege.

Nachbetrachtung

Dass Martin in der Lage war, den Kollegen richtig zu beraten, durfte man erwarten, schließlich hatte Martin während seiner Krankheit oft genug gehört, welch breites Wirkungsspektrum die B-Vitamine abdecken. Er wusste, dass ein Vitamin-B-Mangel sich sowohl auf die Haut als auch auf die Schleimhäute auswirkt. Er wusste, dass sich auch Schleimhäute entzünden und sekundär von einem Erreger befallen werden können, auch wenn er nie einen Blick in die beiden von mir benutzten Lehrbücher für Innere Medizin (Piper und Overzier) warf, die genügend Angaben zu diesem Thema machen. Noch ausführlichere Hinweise zum Thema B-Mangel-Symptome finden sich in meiner Neuerwerbung: Patho-Physiologie – Pathobiochemie von H. M. Hackenberg, 9. Auflage 1991. Hackenberg bietet eine systematische Darstellung der Vitaminfunktionen und der jeweiligen Mangel-Symptome. Mundschleimhautentzündung zum Beispiel ortet Hackenberg gleich fünffach:

1. als Folge eines B2-Mangels:
Glossitis, Mundwinkelrhagaden (Rhagaden = Risse, Schrunden, Fissuren, Spalten).

2. als Folge eines Niacinmangels:
Entzündliche Veränderungen an Haut und Schleimhäuten, insbesondere in der Mundhöhle und im Verdauungstrakt: Glossitis (Zungenentzündung), Stomatitis (Mundschleimhautentzündung), Gastritis (Magenschleimhautentzündung), Enteritis (Dünndarmentzündung).

3. als Folge eines Folsäuremangels:
Entzündung und Ulzeration (Geschwürsbildung) der Schleimhäute, Nekrosen (Gewebstod) und Blutungsneigungen an Lippen, Zunge, Zahnfleisch, Mundschleimhaut, Gaumen.

4. als Folge eines Pantothensäuremangels:
Degenerative Veränderungen an Haut und Schleimhäuten.

5. als Folge eines B12-Mangels:
Schleimhauterkrankungen im Mund- und Rachenbereich, atrophische Glossitis (durch Mangelversorgung ausgelöste Zungenentzündung).

Zu Beginn dieses Jahres gab es Zeitungsmeldungen, wonach einige Mediziner mit einer Kombination aus Salzwasseranwendung und UV-Bestrahlungen Erfolge bei der Behandlung von Neurodermitis erzielten (von Heilung war nicht die Rede). Immerhin sind diese Mediziner über ihren eigenen Schatten gesprungen, wenn sie die vormalige Auffassung, wonach Licht-exposition die Krankheit hervorrufe, einfach ignorierten, – genau wie Martin und ich. Andererseits hatte schon Martin festgestellt, dass Salzwasseranwendungen bei neurodermitischen Ekzemen ausgesprochen gut wirken. Aber Lichtexposition und Salzwasser sind nur Zusatzmittel, sie packen nicht den Kern des Problems, denn Salzwasser ersetzt keine Vitamine. Eine UV-Bestrahlung dürfte nicht problemlos sein, da heute jedes Kind weiß, dass UV-Strahlen hautkrebsfördernd wirken können, – um so mehr, wenn die Strahlen auf eine bereits vorgeschädigte Haut treffen. Eine Langzeitstudie über die Spätfolgen dieser Zusatztherapie bleibt abzuwarten. Alle hier und im folgenden geschilderten Fälle heilten ab ohne UV-Bestrahlung. Allerdings genoss Martin die Frühlingssonne auf der Terrasse mit Behagen und guter Wirkung auf seine ekzematösen Arme und Beine.
Schade, dass die charakteristischen Symptome eines Vitamin-B-Mangels im diagnostischen Raster der Ärzte so wenig präsent sind, dass sie das P r i n z i p Neurodermitis (noch) nicht zu erkennen vermögen, – obgleich eine aufmerksame Lektüre der o.a. internistischen Lehrbücher das rasch ändern könnte.

Wenn in diesem Buch kaum mehr als ein halbes Dutzend Fälle notiert sind, so legen sie den Sachverhalt doch genügend plausibel dar, – wie ich hoffe. Denn ganz egal, wie oft man zwei mal zwei rechnet, es kommt immer dasselbe heraus.

Natürlich ist eine Therapie mehr als Rechenoperation, – und doch ist sie das in einem gewissen Sinne auch. Sie ist ein Ursache-Wirkungs-Prozess. Gerade bei Neurodermitis liegt die Relation Ursache-Wirkung denkbar offen zutage.

Bleibt zu fragen, weshalb Mediziner (noch) immer die für Neurodermitis charakteristischen Haut-Nerven-Symptome n i c h t in Beziehung setzen zu den charakteristischen Haut-Nerven-Symptomen eines Vitamin-B-Mangels.

Es grenzt an Ironie, wenn man bedenkt, dass gerade jene, die einen möglichen Vitamin-B-Mangel hierzulande leugnen, es sind, die diesen mit herbeiführen, indem sie Antibiotika, Sulfonamide, Zytostatika verordnen oder Tbc-Impfungen empfehlen. Mir scheint, sie wissen nicht immer genau, was sie tun.

Anal-Ekzem I

Ein neurodermitisches Ekzem kann an den unterschiedlichsten Stellen ausbrechen, nicht nur an Armen und Beinen, Kopf und Rumpf, Gesicht und Hals, sondern auch an einer delikaten Stelle im verlängerten Rücken.

Das erfuhr ich zum ersten Mal, als mein jüngster Sohn eines Tages einen Freund nach Hause brachte, der finster vor sich hinstarrte und auf meine Frage, ob er schlecht gelaunt sei, mürrisch zur Antwort gab: er sei überhaupt nicht schlecht gelaunt, er sei nur müde, weil er nachts schlecht schlafe und weil ihm nichts schmecke und weil er deshalb zu viel Schokolade fresse – und davon werde ihm schlecht.

Er brach ab und rutschte unruhig auf dem Stuhl hin und her. Seit Martins Neurodermitis war es mir zur Gewohnheit geworden, bei allem und jedem auf Vitamin-B-Mangel-Symptome zu achten, ungefähr so, wie ein Maler stets auf Licht und Farben achtet, auch wenn er „eigentlich" nicht darauf achtet; der Maler bemerkt Licht und Farben trotzdem, ohne jeden Vorsatz. So reimte sich auch mir bereits zusammen: übellaunig plus Schlafstörungen plus appetitlos plus allzu viele Süßigkeiten, – wenn das mal nicht auf ein Vitamin-B-Problem hinausliefe! Andererseits schien der Junge an keinem Hautproblem zu leiden. Aber wie um meine Überlegungen zu vervollständigen, brach es aus dem jungen Mann heraus: Das Problem sei etwas ganz anderes, er habe nämlich ein Problem! – Er zögerte, ehe er fortfuhr: er habe ein Problem – und zwar – am Arsch! Ja! am Arsch! Genau – am Arschloch habe er einen Ausschlag, ein Geschwür, das brenne und jucke und mache ihn verrückt, das gehe jetzt schon Wochen oder länger, er wisse es nicht mehr genau, seine Freundin sage, er wische sich nicht sauber ab, aber er wische sich gründlich ab und dusche jeden Tag den Scheiss heraus, aber davon werde es nur schlimmer, von all dem Ausduschen und Abwischen.

Wieder rutschte er heftig hin und her und starrte vor sich hin und schwieg. Dann schob er den Ärmel hoch und zeigte den entblößten rechten Arm, die rechte Ellbogenbeuge. Ob ich die roten Pünktchen sehe, – das sei das neueste Problem, eins käme zum andern. Er schwieg wütend.

Bis zum Ausbruch eines Ekzems an dieser Stelle konnte es nicht mehr lange dauern.

Die paar Pünktchen, sagte er, sehen nach nix aus – aber sie jucken wie verrückt. An seinem Arsch sehe es noch schlimmer aus; blöd sei nur, dass er oft wischen müsse, weil er dauernd Durchfall habe, – obwohl doch Schokolade eigentlich stopft. Nur bei ihm nicht.

Die Sache war weiter nicht rätselhaft: Darmstörung/Resorptionsstörung/Neurodermitis, – an welcher Stelle auch immer: die alte Leier.

Ob er beim Arzt gewesen sei, wollte ich wissen. Aber nein, sagte der junge Mann, er gehe damit nicht zum Doktor, weil der sowieso bloß Cortison verschreibe, er wolle aber keine Vollmondvisage und keine Bruchknochen.

Ich erzählte ihm, wie das mit Martin war und was wir dagegen unternahmen. Unbewegten Gesichtes hörte er zu und sagte nach einigem Zögern, er wolle das erst mit seiner Freundin besprechen, die Freundin solle entscheiden, denn die halte das Ganze bloß für eine Frage der Sauberkeit – und der richtigen Wischtechnik.

Auch die Pünktchen am Arm?

Die könne sie sich nicht erklären, sagte er.

Angeblich hatte er noch nie Antibiotika bekommen und trank keinen Alkohol, aber viel Kaffee. Andere Ernährungssünden fielen ihm nicht ein, – außer vielleicht zu viel Schokolade.

Wenn er sich überwinden könnte und vorläufig auf Kaffee und Schokolade verzichte und außerdem Martins Kur probiere, sah ich gute Chancen, dass er sein Problem rasch wieder loswurde.

Er quittierte den Vorschlag mit skeptischem Lächeln und versprach, sofern seine Freundin zustimme, – „es" zu probieren, – sonst nicht. Und wenn es klappe, melde er sich wieder, – sonst nicht.

Einige Wochen später rief er an, um zu melden, es gehe besser, er nehme das Zeug, obwohl seine Freundin es albern finde, aber sie habe es ihm auch nicht ausgeredet. Die Pünktchen am Arm seien verschwunden, das Ekzem am After aber noch nicht (oho! er drückte sich vornehmer aus), aber wenigstens jucke es nicht mehr, sonst sei es unverändert, bloß der Durchfall habe sich gebessert, was dem Ekzem ja sozusagen entgegenkomme, er müsse jetzt seltener wischen, – insofern sei die Besserung logisch.

Die logische Besserung schritt offenbar weiter voran, denn kurze Zeit später ließ er mich durch meinen Sohn wissen, die Sache sei abgehakt, das Ekzem sei weg.

Weil die Molke aber scheußlich schmecke, hatte er sie nach der ersten Packung abgesetzt und durch Joghurt ersetzt, die Vitamine nahm er nur noch gelegentlich. Die Freundin lästere nicht mehr darüber. Und falls es wieder schlimmer werde, – er wisse jetzt ja Bescheid.

Aber in den letzten sieben Jahren meldete er keinen Rückfall.

Bildteil

Fall Martin 1. Märzwoche 1989

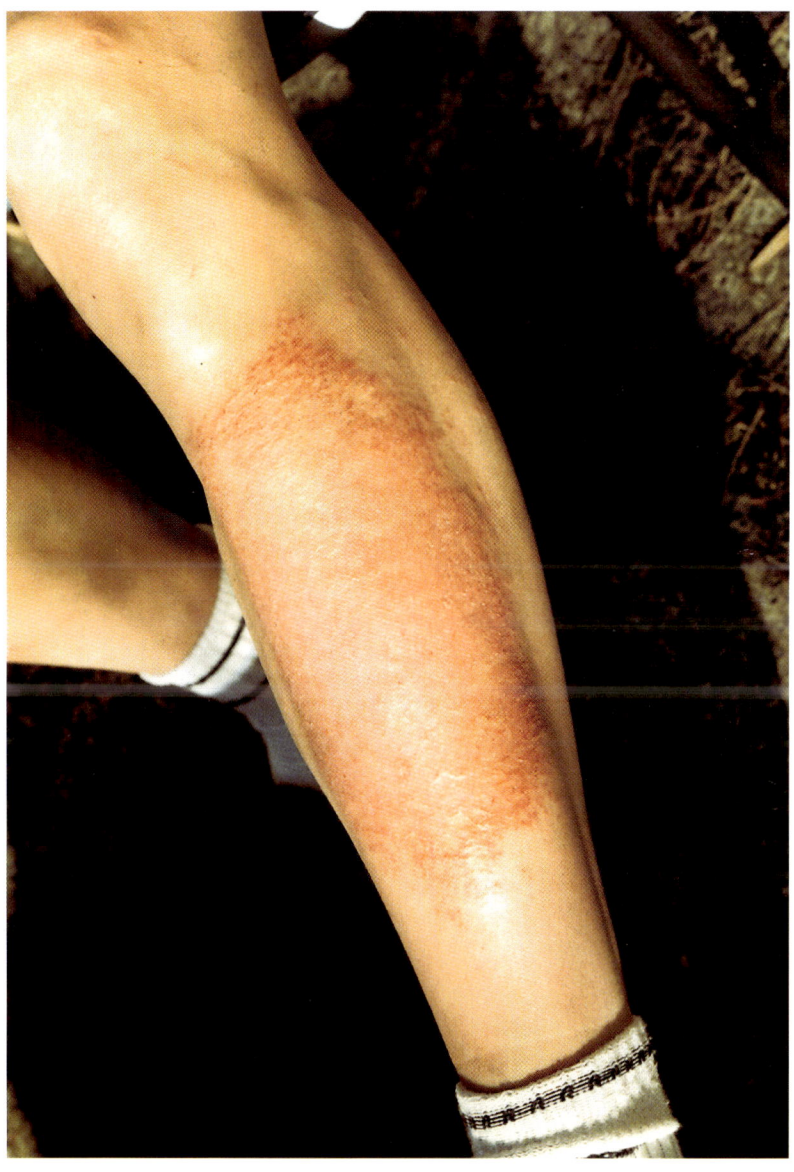

Fall Martin 13. März 1989

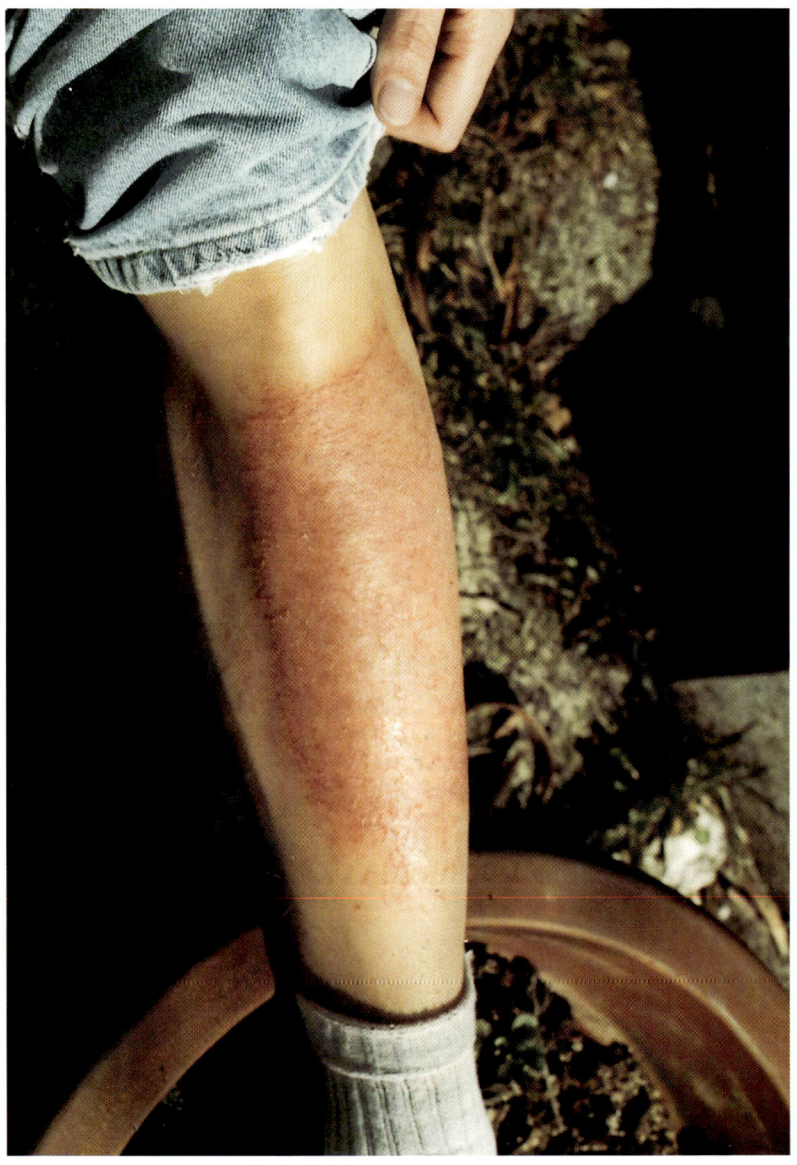

Das schlimme linke Bein

Fall Martin 20. März 1989

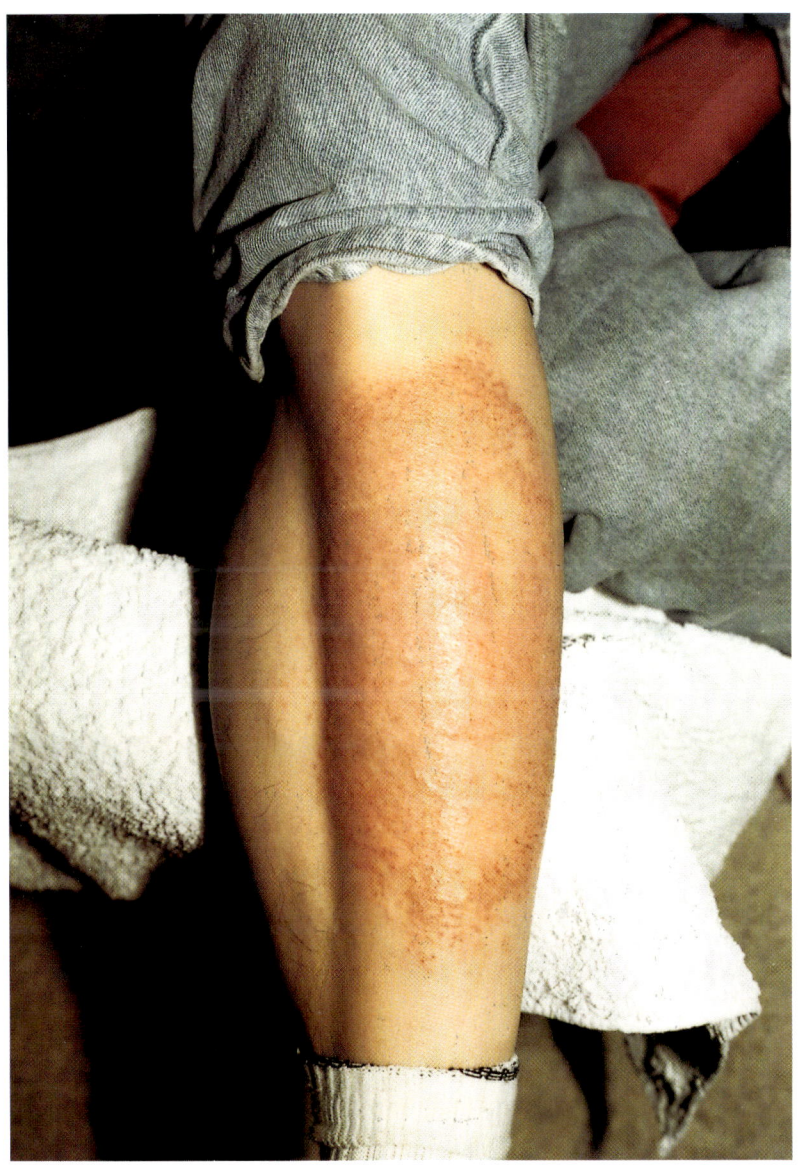

Fall Martin   28. März 1989

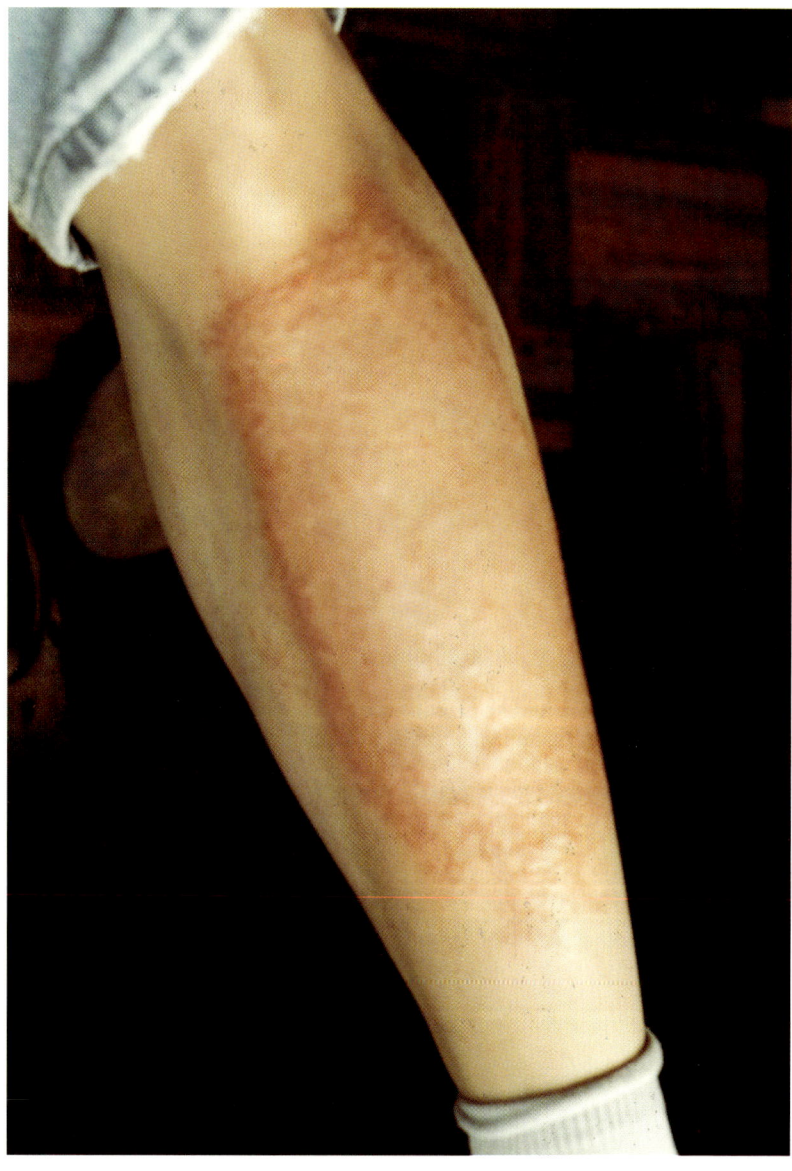

Das vormals schlimme linke Bein – fast abgeheilt!!

Fall Martin 28. März 1989

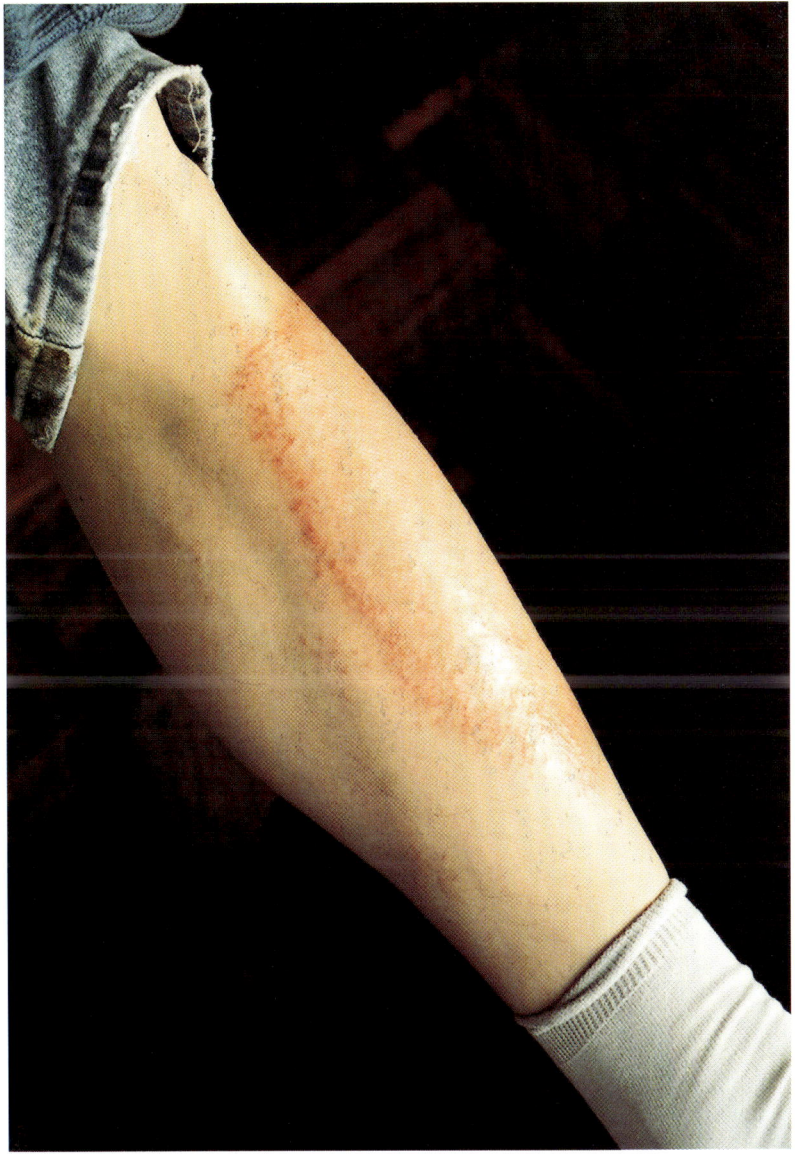

Das vormals schlimme linke Bein

Fall Martin 1. Juniwoche 1989

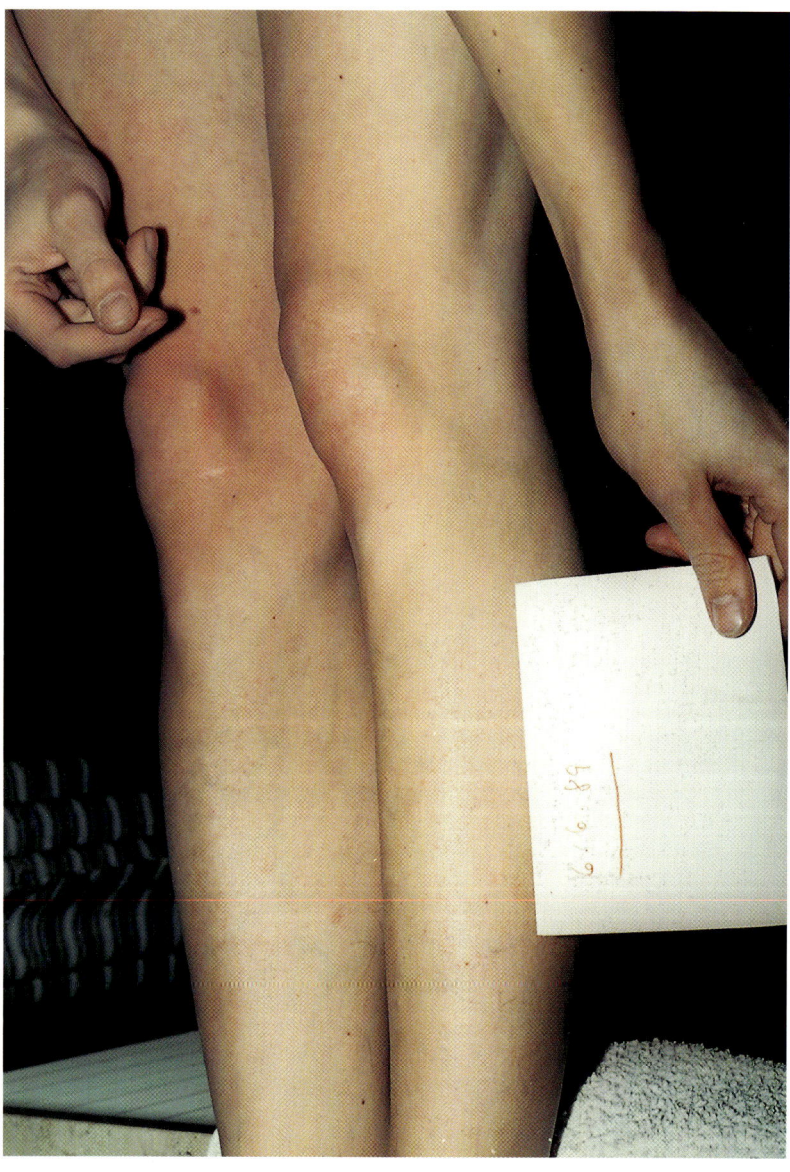

Das vormals schlimme linke Bein

Fall Martin   1. Märzwoche 1989

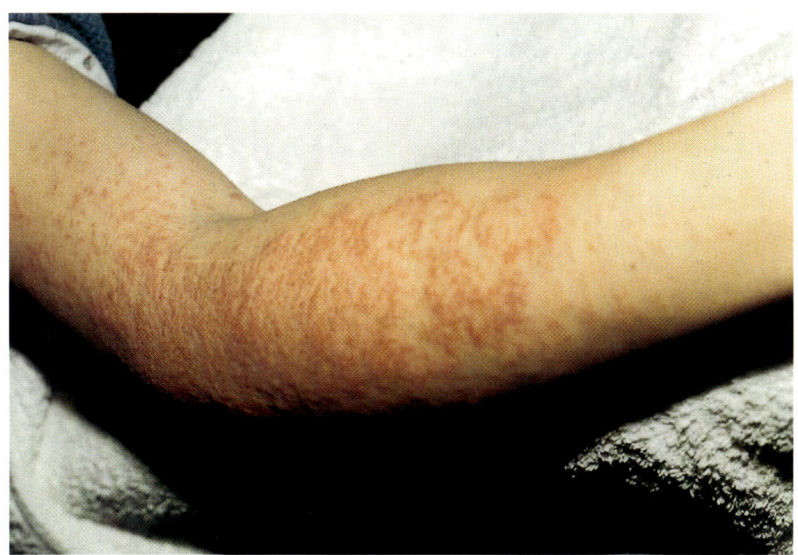

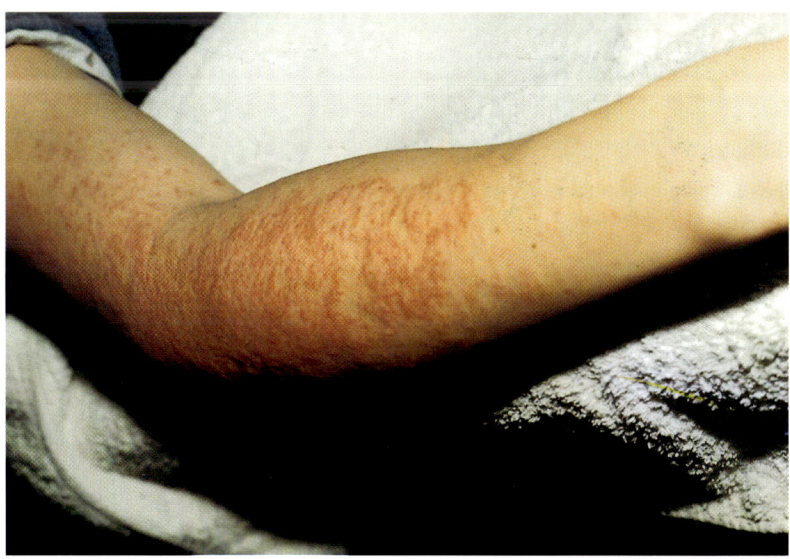

Fall Martin   13. März 1989

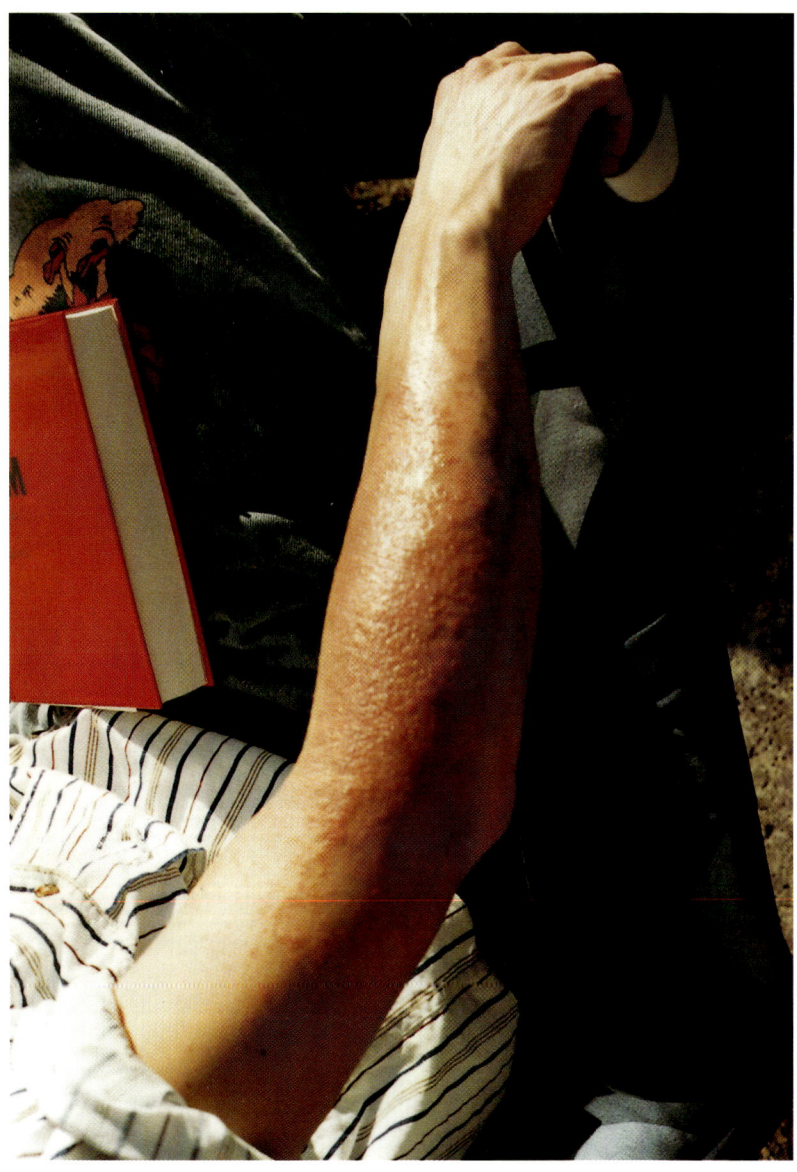

Der vormals schlimme rechte Arm

Fall Martin 28. März 1989

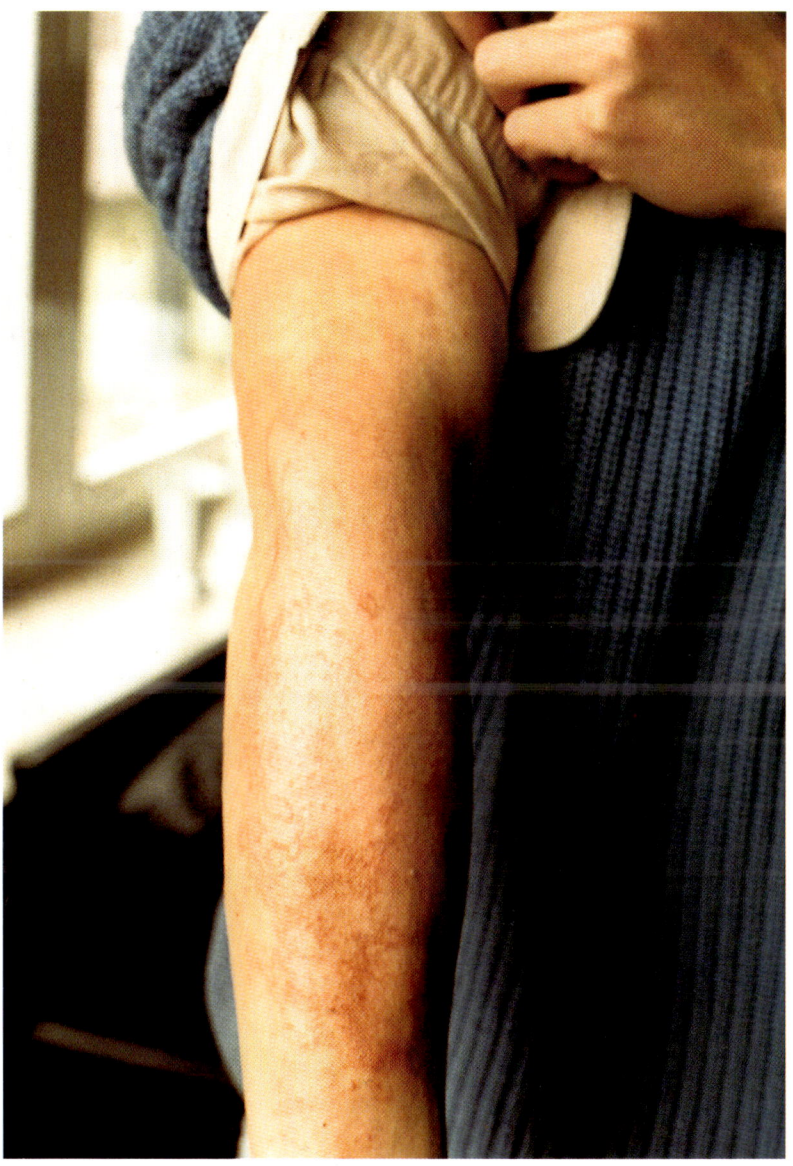

Der schlimme rechte Arm

Fall Martin   6. Juni 1989

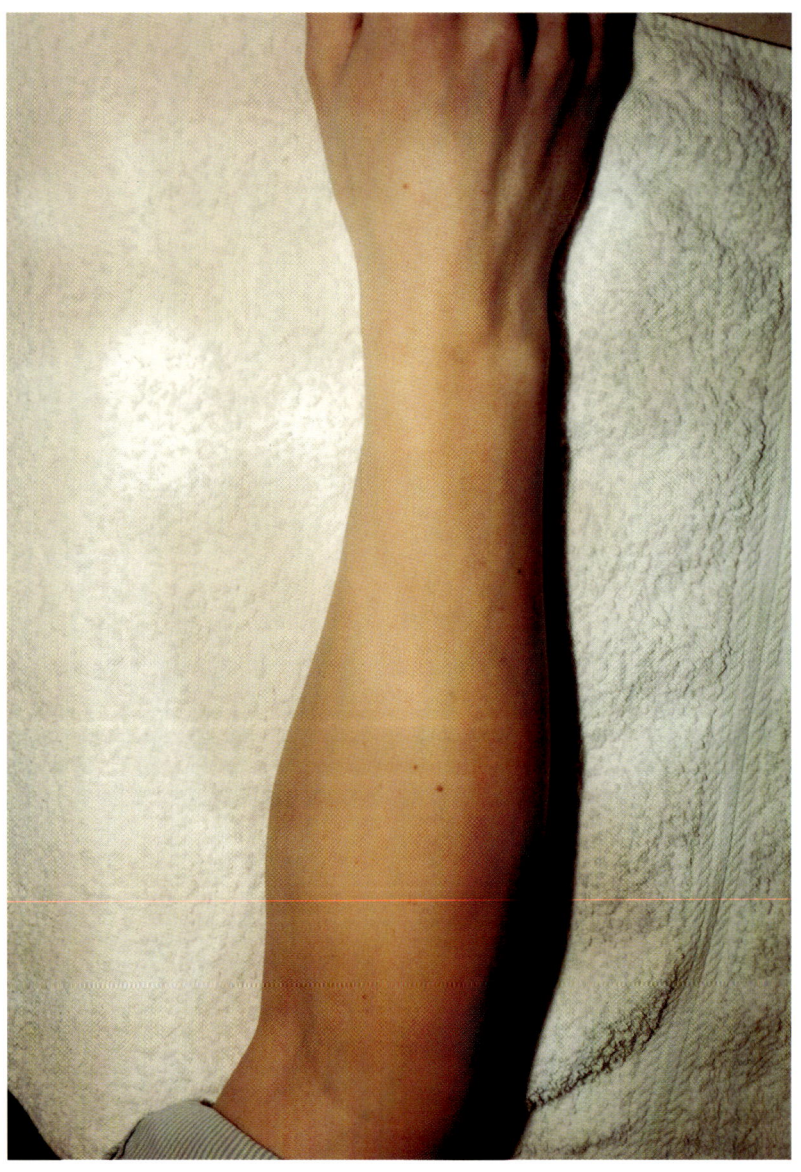

Der vormals schlimme rechte Arm

Fall Martin 4. November 1995

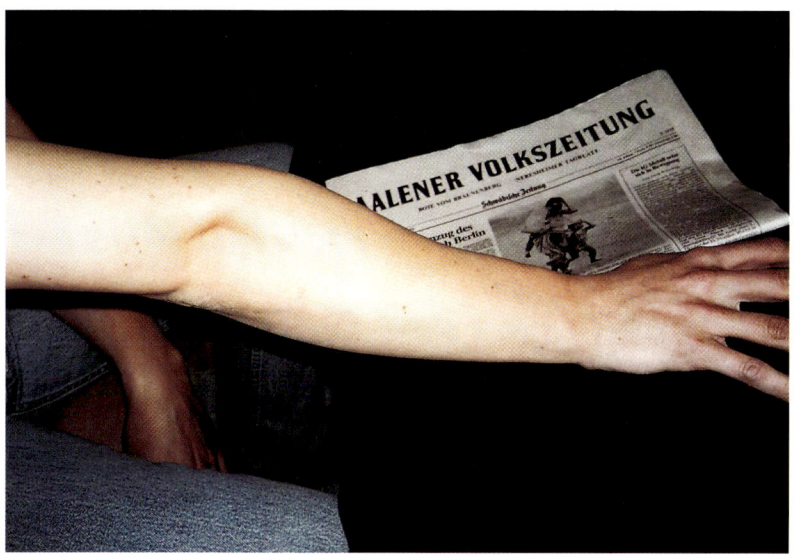

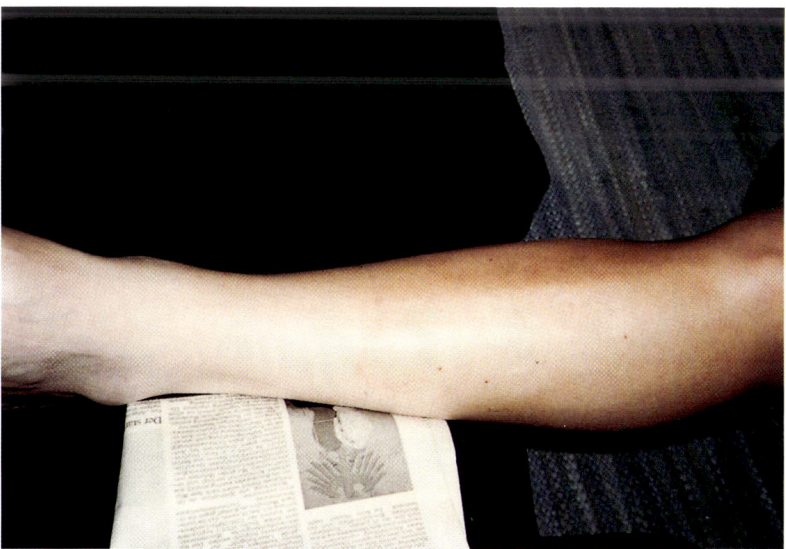

Martin am 4. 11. 1995: der vormals schlimme rechte Arm und das vormals schlimme linke Bein. Seit mehr als sechs Jahren kein Rückfall – ohne Molke und Vitamine, ohne irgendetwas.

Fall Lisbeth   1. Septemberwoche 1992

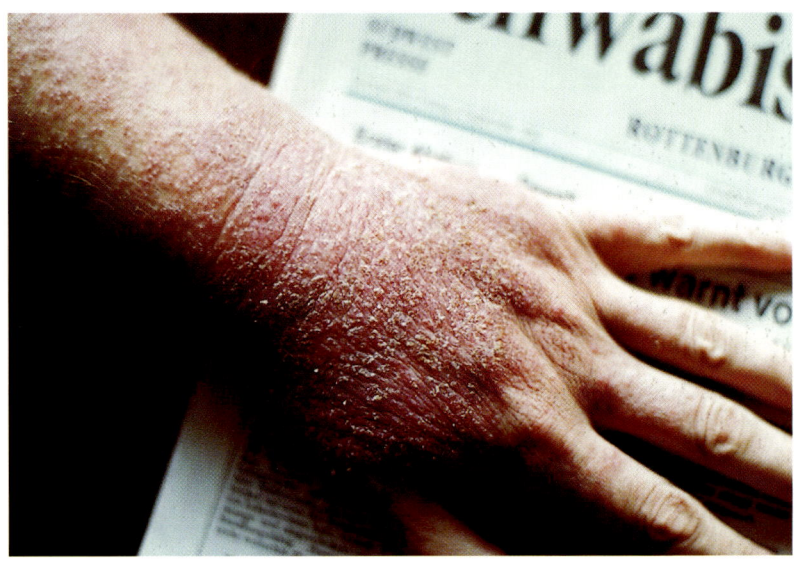

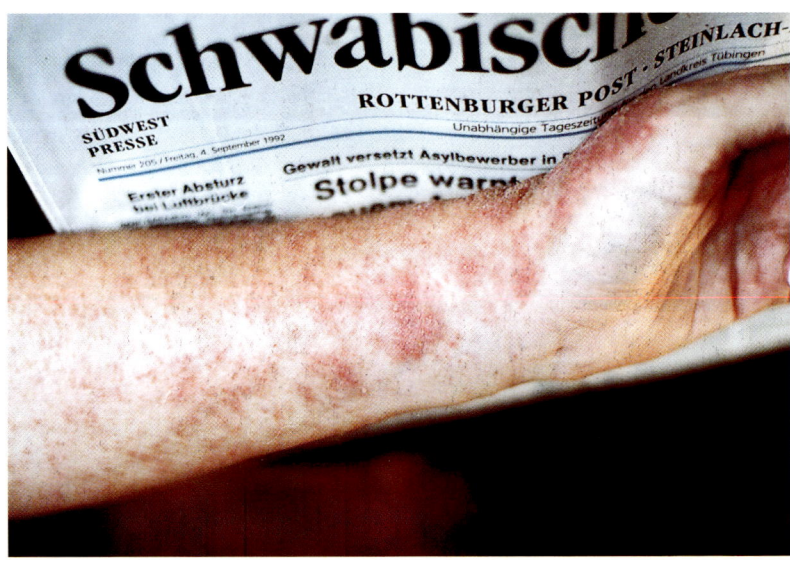

Fall Lisbeth   1. Septemberwoche 1992

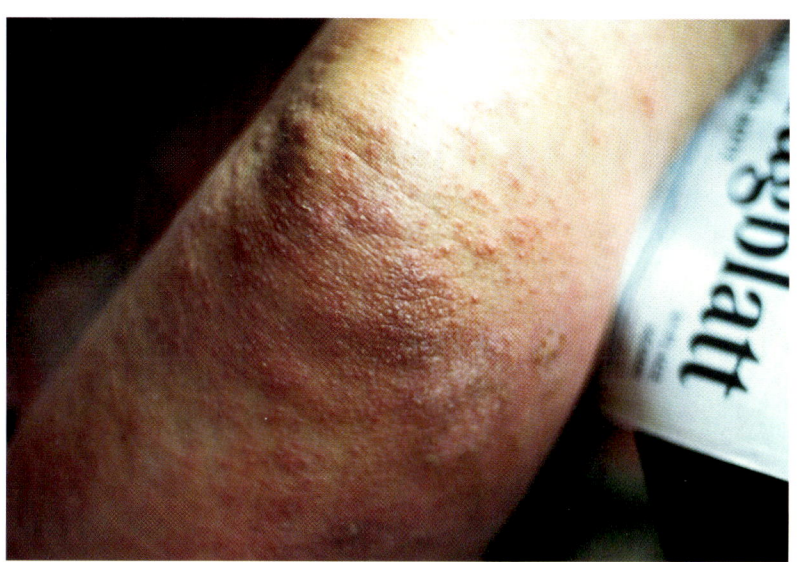

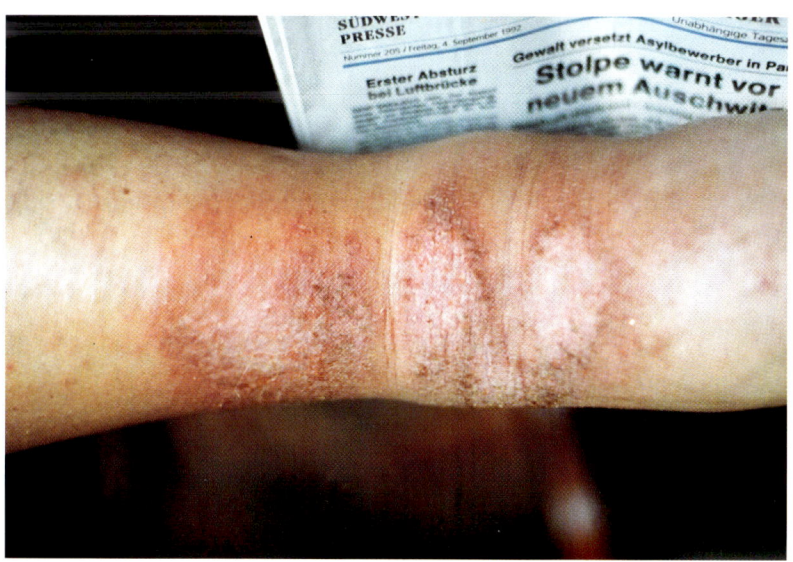

Fall Lisbeth   2. Septemberwoche 1992

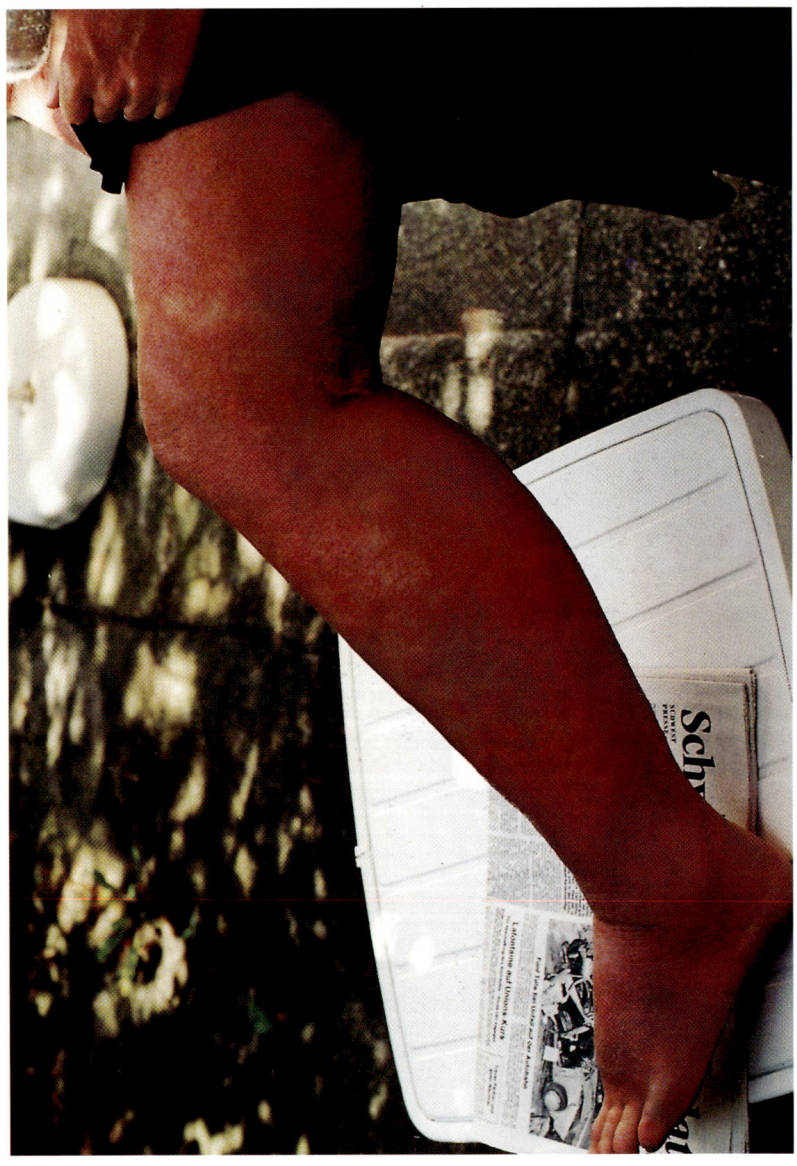

Rückschlag dank Alkohol, Kaffee, Fruchtsäuren

Fall Lisbeth 1. Oktoberwoche 1992

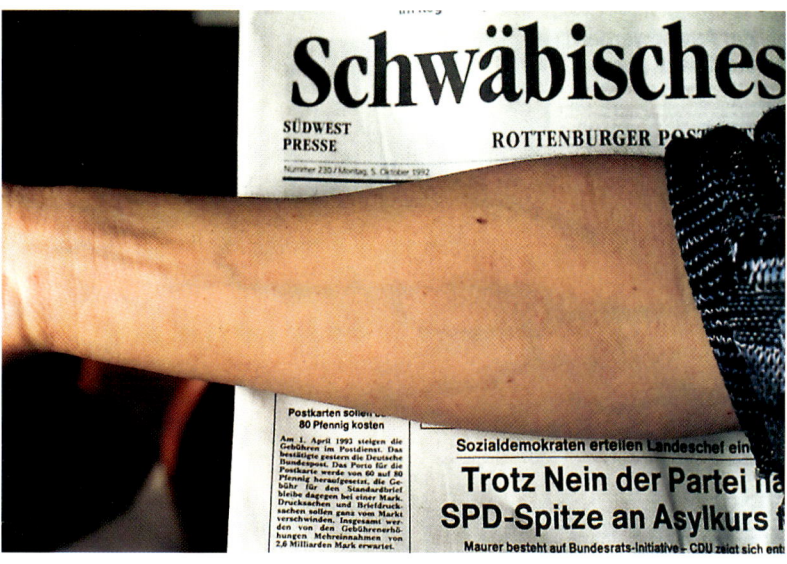

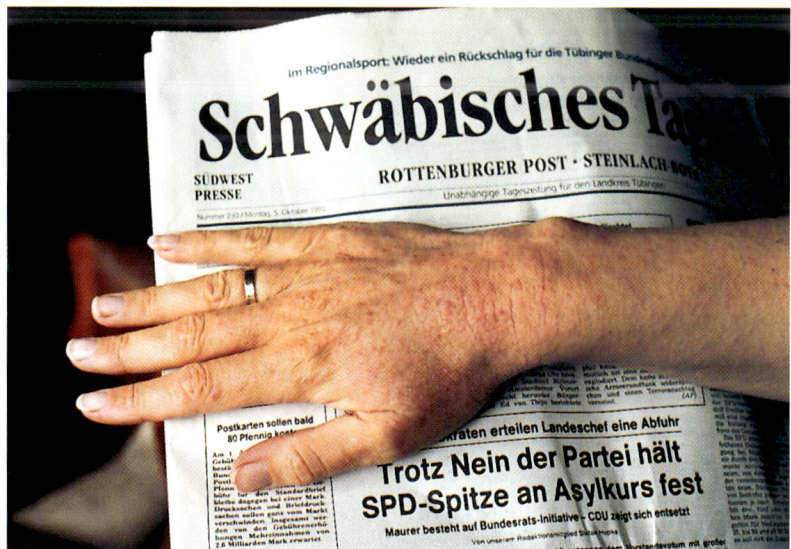

Fall Lisbeth 1. Oktoberwoche 1992

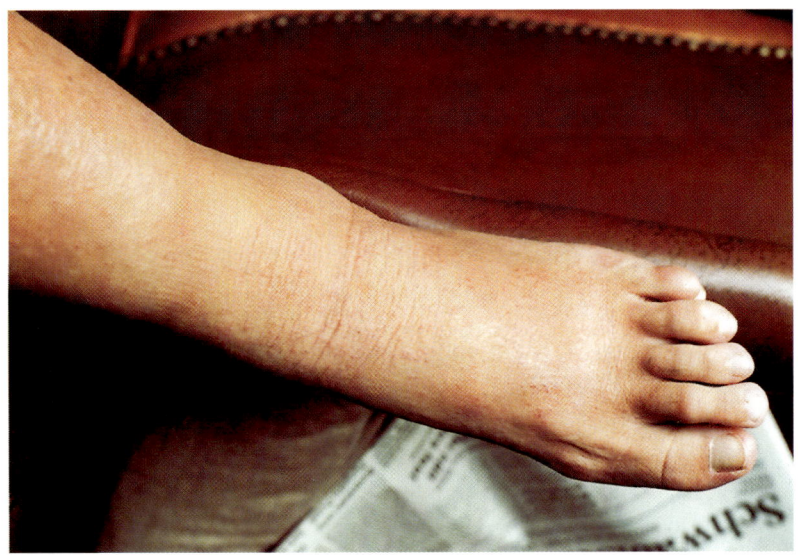

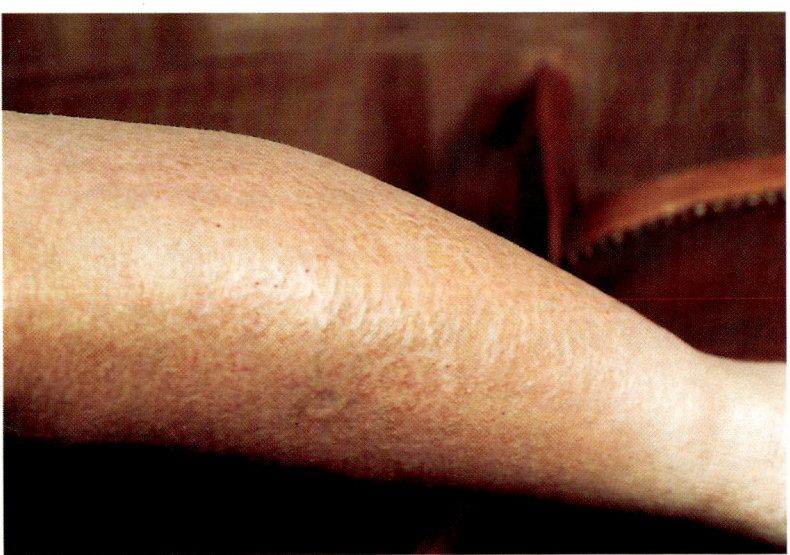

Fall Lisbeth 1. Novemberwoche 1992

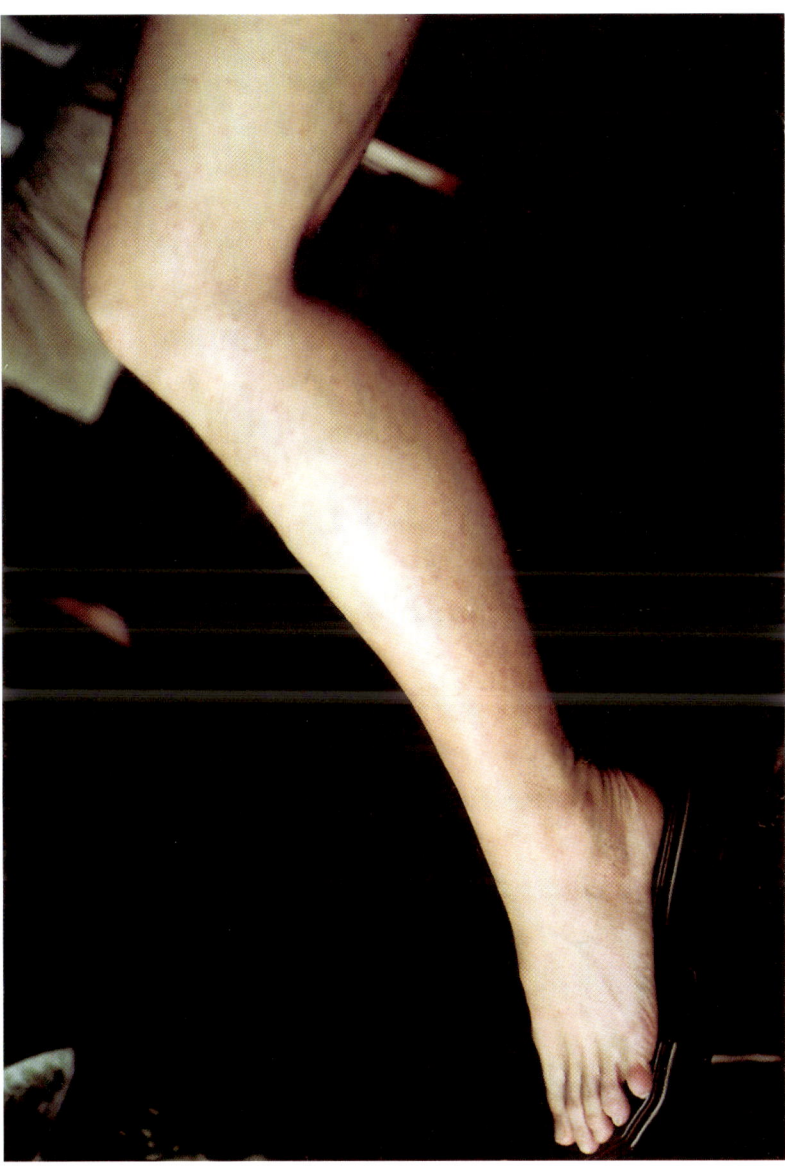

Fall Lisbeth

14. November 1992

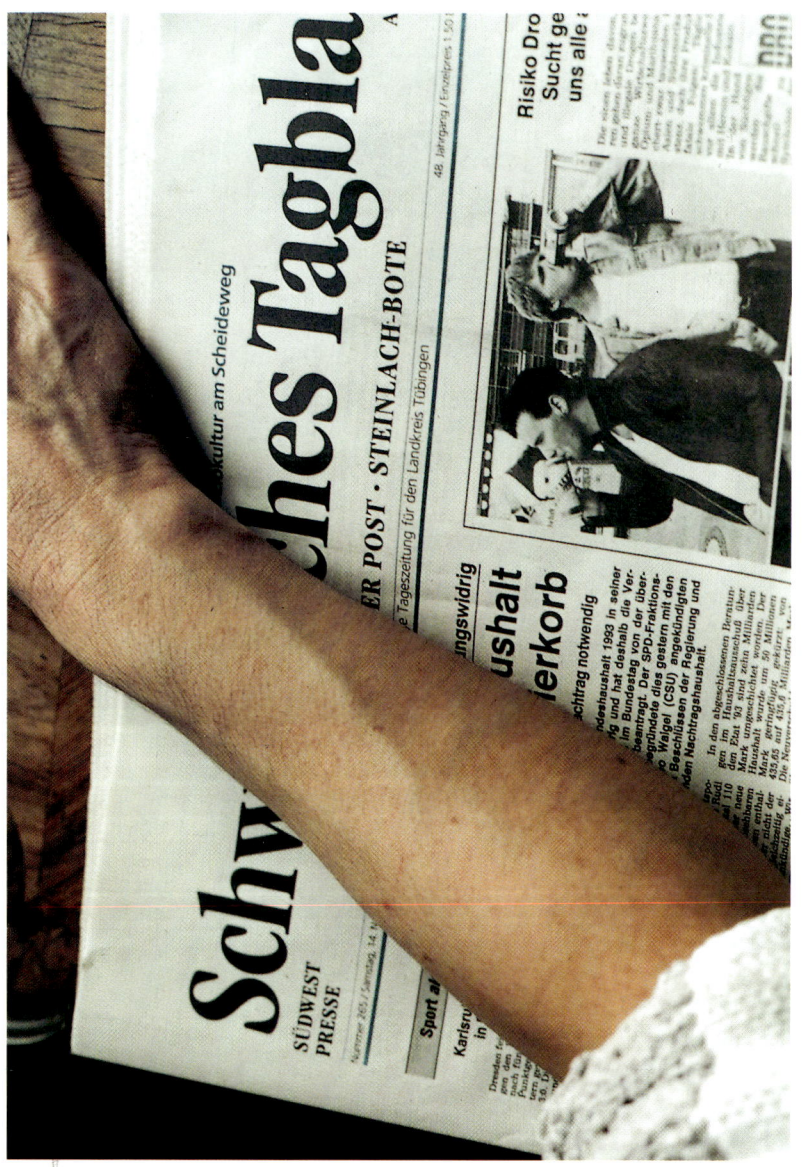

Fall Lisbeth   14. November 1992

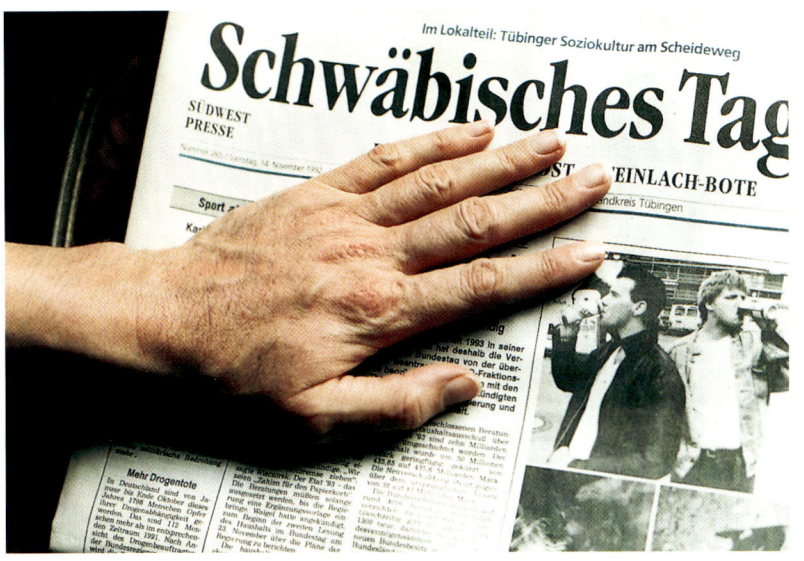

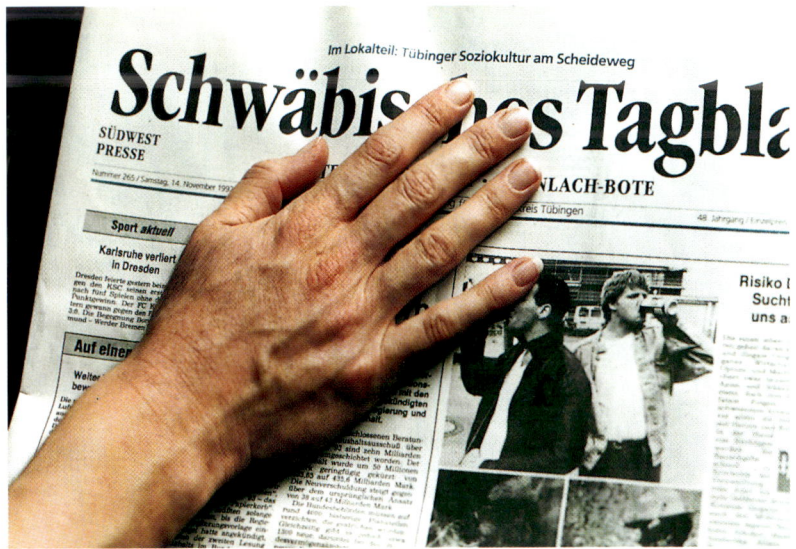

Fall Lisbeth Februar 1995

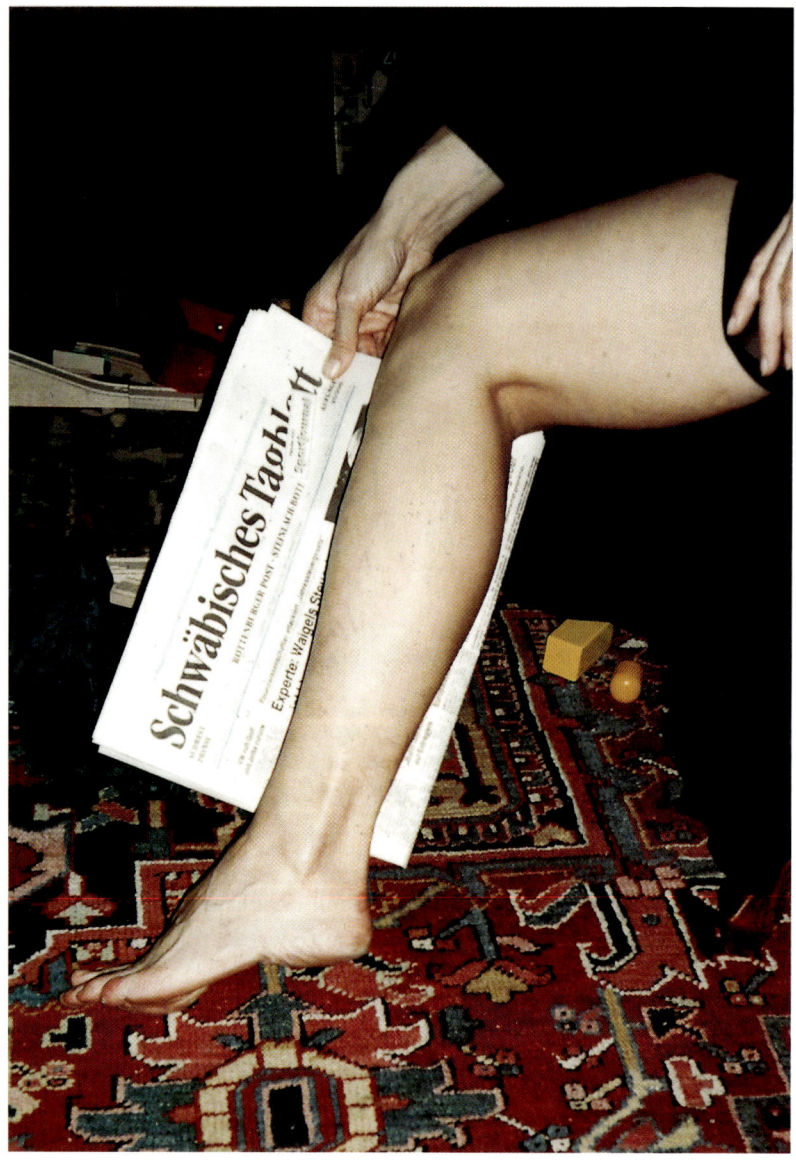

Kein Rückfall – ohne Diät, ohne Medikamente

Fall Lisbeth Februar 1995

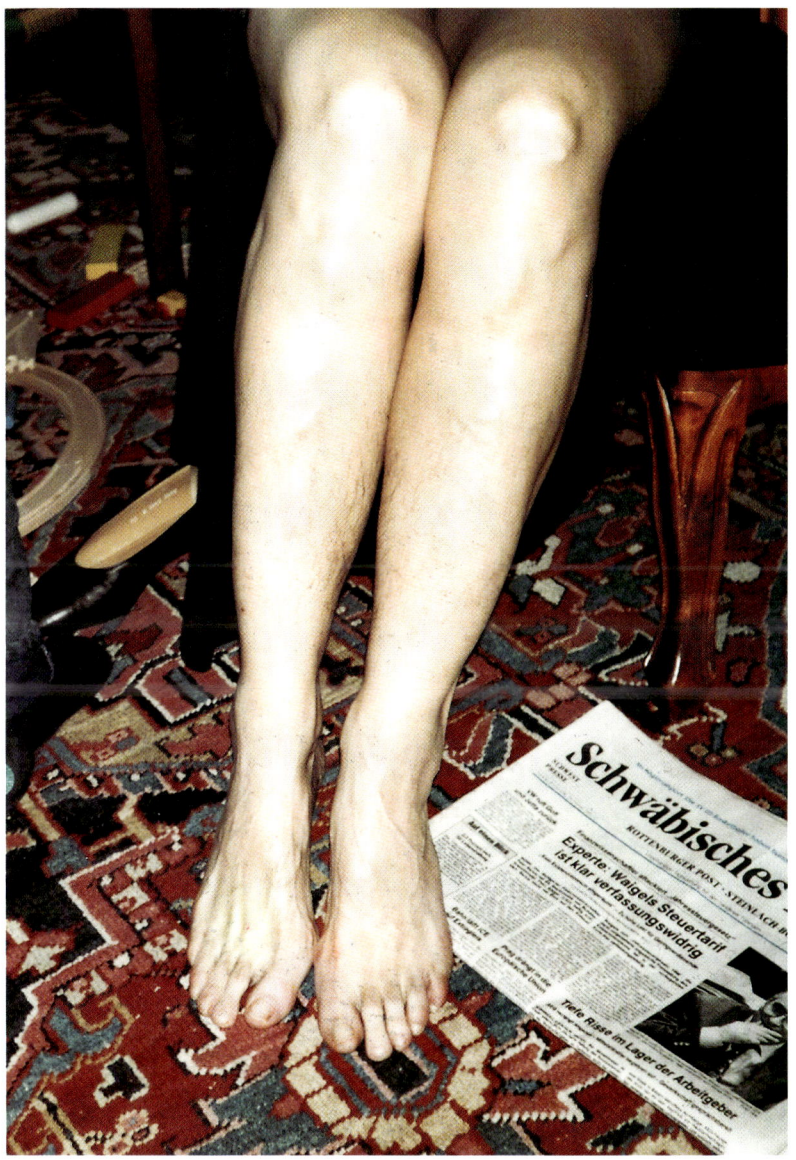

Kein Rückfall – ohne Diät, ohne Medikamente

Fall Jurist   Dezember 1994

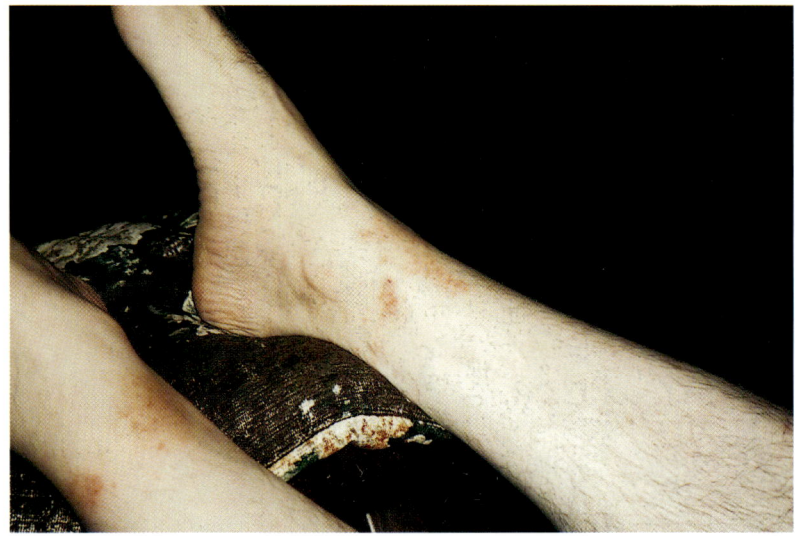

Ekzem greift auf die unteren Extremitäten über – dank weiterhin
hohem Alkohol- und Kaffeegenuß

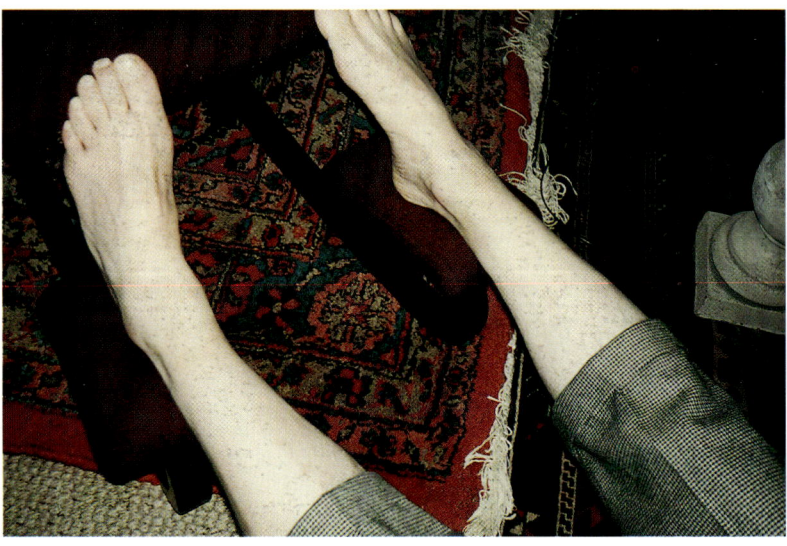

Januar 1995 – Ende der Therapie

Anal-Ekzem II

Im Herbst 1995 wurde ich mit dem Problem Anal-Ekzem ein zweites Mal konfrontiert, allerdings in einem wesentlich komplizierteren Zusammenhang, da sich hier verschiedene Juckreizarten überlagerten.

Eine befreundete Sportlehrerin wirkte von Woche zu Woche schlaffer und müder, die bräunlichen Schatten unter den Augen wurden tiefer und ihre sonst frische Gesichtsfarbe kriegte einen Stich ins Graue und Fahle. Schon seit langem schlafe sie nicht mehr richtig, sagte sie, weil sie Nacht für Nacht an einem fürchterlichen Juckreiz aufwache und zwar im Abstand von wenigen Stunden. Es seien richtige Juck-Anfälle, dazu an einer befremdlichen Stelle, – genau am After oder leicht daneben, und das nun schon seit vier Jahren. Und jetzt werde es schlimmer und schlimmer.

Sie hatte mehrere Ärzte konsultiert, sie war seit Jahren sozusagen in Behandlung, – jeder Arzt verschrieb eine andere Salbe, geholfen habe keine, der letzte hielt die Sache für einen Pilz (!) und verordnete eine Pilzsalbe, – aber wieder ohne jeden Effekt. Einziger Trost: die Sache blieb auf die Ausgangsstelle beschränkt, – immerhin! sagte die Lehrerin. Doch in letzter Zeit verstärkte sich der Juckreiz derart, dass sie nur mit äußerster Selbstbeherrschung ihrem Beruf nachgehen konnte.

Da sich der Ehemann in all den Jahren an diesem angeblichen Pilz nicht infiziert hatte – trotz häufigen ehelichen Umgangs, klang die Pilz-These unwahrscheinlich. Es zeigte sich, dass die junge Frau entgegen ihren Erwartungen auch bei intensiver sportliche Betätigung auffallend wenig schwitzte, ja seit langem zu Untertemperatur neigte. Außerdem: ihre Zungenspitze war entzündet und der Zungenrand sah aus wie ausgestanzt.

Ihre größte Sorge galt der Gefahr einer Ausbreitung der Pilzinfektion „weiter nach vorn und nach hinten" – trotz der Salben. Sie wollte wissen, ob ich das verhindern könne.

In Gedanken hatte ich die Symptome addiert: Ekzem plus Juckreiz plus Schlafschwierigkeiten plus grauer Teint plus verminderte Schweißproduktion plus Untertemperatur plus Zungenentzündung, – das alles reimte sich mehr als deutlich auf Vitamin-B-Mangel. Andererseits wusste ich, dass die Sportlehrerin sich und die Familie überaus vernünftig ernährte: es gab in ihrem Haus weder Alkohol noch Zigaretten, nicht einmal Kaffee; man trank nur Kräutertees, Zichorienkaffee, Mineralwasser und selbstfabrizierte gesunde Mischungen; das Gemüse stammte aus kontrolliertem Anbau, die Milch beschaffte man sich vom letzten Bauernhof in der näheren Umgebung, – wie kam so jemand zu Vitamin-Mangel? Oder vielmehr zu Resorptionsstörungen? Also zu einer gestörten Darmflora? Noch nie hatte sie Antibiotika genommen.

Dass sie seit langem, eigentlich seit Jahren, wie die Lehrerin sagte, dünnen Stuhl habe, nicht gerade Durchfall, nur eben ziemlich flüssige Verdauung, passte zum Gesamtbild, doch erklären konnten wir uns beide den Sachverhalt zunächst nicht. Schließlich stellte sich heraus, dass zu den gesunden selbstfabrizierten Mixturen, die sie seit Jahren trank, sogenannter Wasserkefir gehörte. Sie stellte ihn her, indem sie einen Kefirpilz in Zuckerwasser setzte und das Ganze gären ließ. Sie hatte nicht bedacht, dass Kefir – anders als Molke – nicht aus bakterieller Gärung stammt, sondern aus pilzaktiver, d.h. alkoholischer Gärung, wodurch keine rechtsdrehende Milchsäure entsteht, sondern die physiologisch problematische „linksdrehende", deren Wirkung auf die Darmbakterien ungünstig ist, – um wenig zu sagen.

Da sie mich gefragt hatte, riet ich ihr, auf ihren Wasserkefir zu verzichten und statt dessen Molke und B-Vitamine zu probieren. Aber im Jahr 1995 sagt sich das leichter als es sich verwirklichen lässt. In den Supermärkten ist reine Molke zumeist nicht mehr zu haben, es gibt allenfalls solche, die gesüßt und mit Fruchtsäuren versetzt ist, – für therapeutische Zwecke völlig unbrauchbar. Die einzig erreichbare Reformhausmolke war eiweiß-angereichert, was die Lehrerin ablehnte, weshalb sie versuchte, sich anders zu behelfen. Sie erstand ein Molkenkonzentrat aus der Apotheke, das sie mit Wasser verdünnte. Erfreulich, dass sich das Vitaminproblem inzwischen vereinfachte: denn das bei Martins Krankheit bereits bewährte B-Komplex-Präparat wurde weiter verbessert und enthält jetzt zwar weniger Niacin (10 mg gegenüber 20 mg früher), dafür aber Folsäure, sodass sich ein zusätzliches Folsäure-Präparat erübrigt. Aber der Apotheker hatte – wieder einmal – nur die Forte-Version vorrätig. Die Lehrerin nahm das in Kauf, schluckte dafür aber nur jeden zweiten Tag ein Dragée, um ja nicht zu viel zu tun. Nach einer Woche fühlte sie sich insgesamt wesentlich besser, frischer, leistungsfähiger, das Ekzem wurde heller und flacher, der Juckreiz schwächer, – aber nach jedem dritten Klogang, wie die Lehrerin sagte, meldete er sich in alter Stärke zurück. Nun versuchte sie es mit dem B-Präparat in der Normal-Version, das sie dafür dreimal täglich einnahm. Wirkung: die Zungenentzündung und die Schatten unter den Augen verschwanden, – aber der Juckreiz blieb. Juckreiz entsteht, wie ich aus eigener leidvoller Erfahrung weiß, auch durch erheblichen Kaliummangel. Der Lehrerin fiel ein, dass sie einmal vor Jahren schon nach einer geringen Menge Alkohol (hochprozentig) eine totale Darmlähmung erlitt, ein Umstand, der auf erheblichen Kaliummangel hinweist (so Overzier, Piper, Hackenberg). Daher ergänzte sie die Therapie durch ein – mildes – Kaliumpräparat. Folge: der Juckreiz verlor sich prompt. Schon nach der ersten Tablette ging der Juckreiz „weg", wie sie mir berichtete. Sie fühlte sich gut wie lange nicht. In ihrer Stimme schwang die wiedergewonnene Lebenslust. Als ich sie einige Wochen später wiedersah, wirkte sie so strahlend und frisch, als käme sie geradeswegs aus einer Schönheitsfarm. Doch einige Wochen später meldete sich der Juckreiz noch einmal zurück, obgleich der Kaliumspiegel sich normalisiert haben musste. Es zeigte sich, dass die Lehrerin als überzeugte Vegetariern auch auf Kochsalz weitgehend verzichtete. Aber wo kriegen Vegetarier, die auf Wurst und Käse und Gepökeltes verzichten, das notwendige Quantum Natrium her? Dass an der Zellmembran ein gewisses Kalium-Natrium-Verhältnis herrschen muss, war der Lehrerin rein theoretisch bekannt, – in der Praxis hat sie nie daran gedacht. Kochsalzverzicht wurde und wird allenthalben so inständig gepredigt, als existierten Vegetarier nicht oder als sei Natriummangel etwas Gutes. Dass nicht alle Menschen zu Bluthochdruck neigen, dass viele im Gegenteil sich mit einem viel zu niedrigen Blutdruck herumplagen, scheint den Natrium-Verzichts-Aposteln zu entgehen. Ich machte der Lehrerin klar, dass wahrscheinlich ein Kalium-Natrium-Missverhältnis entstanden war. Da begann sie wieder, die Speisen normal zu salzen. Und siehe da: der Juckreiz verlor sich endgültig. Von einem Ekzem war sowieso nicht mehr die Rede, so wenig wie von einer Pilzinfektion.

FALL LISBETH

Ganz-Körper-Ekzem

Lisbeth war ein besonderer Fall, nicht nur wegen des geradezu maßlosen Ekzems, sondern wegen der besonderen Art seiner Entstehung. Lisbeths Erkrankung demonstrierte in schöner Deutlichkeit den Zusammenhang zwischen einer antibiotisch attackierten Darmflora und dem aufschießenden neurodermitischen Ekzem. Der Zusammenhang lag buchstäblich auf der Hand, – nämlich auf Lisbeths Hand, auf welcher sich dunkelrote geschwürige Krusten bildeten, kaum einen halben Tag, nachdem ihr im Anschluss an die Geburt ihres ersten Kindes – ungefragt! – eine antibiotische Spritze verabreicht worden war. Eine solche antibiotische Spritze gehörte in jener Klinik zur Routine oder – um es freundlicher zu formulieren – zum medizinischen Standard.

Das bis zur antibiotischen Injektion nur andeutungsweise vorhandene Ekzem auf dem Fußrücken breitete sich in kürzester Zeit aus, befiel die Hände, die Arme und die Beine und schien im Begriff, auf Gesicht und Rumpf übergreifen zu wollen, - als ich telefonisch zu Rate gezogen wurde.

„Lisbeth liegt im Wochenbett – und weint," sagte Lisbeths Mutter, meine Schulfreundin Edith, – am Telefon.

Tränen gehören zum Wochenbett, versuchte ich zu trösten. Aber Edith wischte meine Bemerkung hinweg und belehrte mich, es handle sich um etwas ganz anderes. Dieses „andere" stellte sich so dar:

Gegen Ende der Schwangerschaft hatte Lisbeth an den Füssen kleine rote "Platten" entdeckt, die ein wenig juckten. Lisbeth hielt das

„irgendwie" für schwangerschaftsbedingt und unternahm nichts. Die Sache war auszuhalten. Als ungefähr zum errechneten Zeitpunkt die Wehen – minimal – einsetzten, suchte Lisbeth die Klinik auf und erhielt zur Intensivierung der Wehen mehrmals Oxytocin gespritzt. Nachdem das Kind geboren war, erhielt Lisbeth noch einmal Oxytocin gespritzt, denn an dieser Klinik war es nicht (mehr) üblich, auf die Nachgeburt zu warten, – o nein, man wartete keine Minute, sondern „holte" die Nachgeburt mittels erneuter Hormonspritze. Und um keine Routinemaßnahme auszulassen, erhielt die junge Mutter dann auch noch die erwähnte antibiotische Spritze. Rein prophylaktisch. Gefragt wurde nicht.

Noch in derselben Nacht entwickelten sich auf Lisbeths Handrücken rote Punkte, die stark juckten. Am nächsten Tag wuchsen sich die Punkte zu zusammenhängenden Krusten aus, die rasch auf die Handgelenke und die Arme übergriffen, während die Rötungen auf den Fußrücken sich über die Unterschenkel ausbreiteten. Der Juckreiz wurde so heftig, dass Lisbeth sich blutig kratzte. Noch sagte sie nichts, hielt auch das irgendwie für die Folgen von Schwangerschaft und Entbindung. Sie hoffte, das alles werde „irgendwie" wieder verschwinden. Aber das Gegenteil geschah. Das „Zeug" explodierte geradezu zwischen Knöchel und Knie und zwar auf dem rechten wie auf dem linken Bein. Die Krusten auf den Handrücken wuchsen in die Höhe und in die Breite und erreichten nach Ediths Darstellung eine solche Stärke, dass sie, sooft sie Lisbeth die Hand gab, das Gefühl hatte, einen trockenen Badeschwamm zu halten. Jetzt glaubte Lisbeth, das alles habe mit der hormonellen Umstellung zu tun und hoffte, wenn die Milch erst einschießen werde, würde die Natur dafür sorgen, dass das alles wieder in Ordnung kam. Das ärztliche Personal hatte bis zu diesem Zeitpunkt das Ekzem nicht zur Kenntnis genommen und keine Fragen gestellt. Erst als am Abend des zweiten Tages die Krusten auf den Händen auch für den entschiedensten Verharmloser nicht mehr zu übersehen waren, fragte die Stationsärztin: Was haben Sie denn da? Eine Allergie? Lisbeth wusste nichts von einer Allergie und verneinte. Aber die Ärztin blieb bei ihrer Einschätzung und verschaffte der Wöchnerin einen Termin in der Universitäts-Hautklinik.

Am Abend vor der hautklinischen Untersuchung fragte mich Lisbeths Mutter, ob ich dieses Wahnsinnsekzem stoppen könne.

Ich kannte Ediths Tochter seit ihrer Kindheit, hatte sie aber in den letzten Jahren ein wenig aus den Augen verloren. Ich wusste nur, dass Lisbeth vor der Schwangerschaft eine rasante Abmagerungskur unternommen und mehr als zehn Kilo weggehungert hatte. Ich wusste auch, dass Lisbeth seitdem sich konsequent am unteren Minimum entlang ernährte, immer bestrebt, ihre modelhafte Erscheinung zu bewahren, was sie seltsamerweise aber nicht davon abhielt, gelegentlich Champagner zu trinken oder Kir royal oder ähnliche Partymixturen. Zwar wusste Lisbeth, dass Alkohol die Gewichtszunahme fördert, weshalb sie um so weniger aß und gleichsam Knäckebrot und Kaffee als Grundnahrungsmittel betrachtete.

„Hungerkur plus Alkohol," erklärte ich Edith, „– eine sichere Bank für Vitamin-B-Mangel!"

Das war vor der Schwangerschaft, verteidigte Edith ihre Tochter, – während der Schwangerschaft habe Lisbeth jeden Alkohol strikt gemieden und statt dessen viel Orangensaft getrunken, habe überhaupt viele Zitrusfrüchte verzehrt und häufig Calcium und Magnesium genommen – und nun das! Mit Hungerkur und Alkohol sei ein solches Rekord-Ekzem ja wohl nicht zu erklären.

Dass Zitrusfrüchte ein neurodermitisches Ekzem begünstigen, verschwieg ich vorläufig. Denn in der Tat vermutete auch ich, dass noch etwas anderes im Spiel gewesen sein musste. Da fiel Edith die antibiotische Spritze ein - neben den reichlichen Oxytocin-Spritzen. Xtausend Einheiten, meinte Lisbeths Mutter, habe man ihrer Tochter von diesem Antibiotikum injiziert. Und nun das!

Eben das.

Mit Hilfe der antibiotischen Injektion wurden die Milchsäurebakterien in Lisbeths Darm erfolgreich attackiert und damit die notwendige Brücke zwischen B-Vitaminen und Stoffwechsel gesperrt. Fehlen diese Vitamine, laufen viele Prozesse im Stoffwechsel fehlerhaft ab und diese Fehler manifestieren sich – unter anderem – auf der Haut, erklärte ich Edith, – und zwar genau so, wie das bei Lisbeth im Moment der Fall ist: als neurodermitisches Ekzem. So weit gut. Aber jetzt erinnerte sich Edith an die bekannte These, wonach Neurodermitis eine Allergie sei und sonst nichts. So blieb mir nichts anderes übrig, als auch meiner lieben Schulfreundin den Zusammenhang zwischen B-Vitaminen und Haut/Nerven-Zustand auseinanderzusetzen. Zum Glück kannte Edith den Begriff Atopie noch nicht, so konnte ich mir wenigstens darüber jedes Wort ersparen. Ich beschränkte mich auf den einfachsten Unterschied zwischen Allergie und Neurodermitis, dergestalt, dass Allergien zu einer Überreaktion gegenüber Außenreizen führen („das Immunsystem spielt verrückt"), während Neurodermitis zu einer Unterreaktion führt, – wenn das Wort erlaubt ist. Durch diese Unterreaktion erklärt sich der zumeist vorhandene bakterielle Infekt auf der Oberhaut.

Edith war naturgemäss nicht überzeugt und forderte Beweise. Aber ich vertröstete sie auf später (und den Leser auf das Nachwort) – und schärfte ihr ein, Lisbeth unter allen Umständen vor Cortison und Antibiotika zu bewahren. Edith versprach, Lisbeth entsprechend zu instruieren.

Mir lag daran, die Diagnose Neurodermitis erst einmal ärztlich feststellen zu lassen, – nur dies! Denn ich wohnte von Mutter und Tochter weit entfernt und hätte die arme Lisbeth frühestens in vier

Wochen besuchen können. So empfahl ich Edith, ihrer Tochter vorsorglich Molke und B-Vitamine in die Klinik zu bringen, damit Lisbeth unverzüglich nach der Diagnose der Hautklinik mit der Therapie beginnen konnte.

Erwartungsgemäß stellte der Oberarzt der Hautklinik am nächsten Tag die Diagnose „massives atopisches Ekzem", suprainfiziert von einem bakteriellen Erreger, und erwartungsgemäß verordnete der Mann Hydrocortison plus ein Antibiotikum – gegen den bakteriellen Befall.

Lisbeth nahm das Rezept in Empfang, aber statt zur Apotheke zu schicken, rief sie mich von der Klinik aus an, um sich von mir noch einmal den Unterschied zwischen Allergie und Atopie (nämlich keinen) erklären zu lassen, sowie den Unterschied zu Neurodermitis (der ist fundamental). Trotz offenbar grauenvollem Juckreiz hörte die Wöchnerin Lisbeth mir geduldig zu.

In aller Regel gedeiht auf der defizitären Haut des Neurodermitikers ein bakterieller Erreger, der auf gesunder Haut keine Chance zur Entwicklung hätte. Aus diesem Grund ist Neurodermitis auch nicht ansteckend, – es sei denn auf gleich-defizitärer Haut, aber diese entwickelt den Infekt sowieso. Darum kommt es nur darauf an, das Haut-Struktur-Defizit zu beheben und sonst gar nichts. Es ist vollkommen unnötig, den bakteriellen Erreger eigens zu bekämpfen, denn der verschwindet von selber wieder, – jawohl: automatisch. Das Wort ist hier gerechtfertigt. Der Infekt verschwindet sozusagen selbsttätig. Tätig ist hier die Haut. Sie entzieht dem Erreger buchstäblich den Boden, genau in dem Maße, wie sie sich regeneriert. Ein Antibiotikum würde das Hautdefizit nur vergrößern, weil es die Darmflora attackiert oder vernichtet und damit die Aufnahme der B-Vitamine verhindert, was das strukturelle Defizit noch weiter vorantreibt. Und damit den Befall verstärkt. Ein Teufelskreis.

Lisbeth sagte, sie habe wenig Lust auf einen Teufelskreis und versprach, meine Therapie-Anweisung g e n a u zu befolgen: Molke dreimal täglich plus B-Vitamine einschließlich Folsäure.

Und wenn es nicht hilft? fragte Lisbeth ängstlich.

Entweder der Juckreiz verschwindet noch heute Nacht -oder du nimmst morgen Cortison, sagte ich.

O Gott, sagte Lisbeth, – schöne Aussichten.

Aber mein Therapie-Schema feierte sozusagen seinen schönsten Triumph.

Lisbeths Juckreiz verebbte noch in derselben Nacht – und war am folgenden Morgen nahezu verschwunden. Und das, obgleich sie die Anweisungen nicht ganz genau befolgen konnte. Denn der Apotheker hielt – wieder einmal – nur die Forte-Version der B-Vitamine vorrätig (mit besonders hohem Niacin-Anteil), was, wie sich schon bei Martin gezeigt hatte, negativ wirkt. Mehr als 60 mg Niacin pro Tag sind nicht zuträglich. Aber Lisbeths Ehemann hatte beschlossen, in Gottes Namen die Forte-Version in Kauf zu nehmen, wenigstens für diese Nacht oder die ersten Tage. Auch dass die Molke nicht, wie verlangt, noch über eine lange Laufzeit verfügte, nahm er notgedrungen in Kauf. Und in der Tat: trotz dieser Einschränkungen war der erste Erfolg überwältigend.

Lisbeth rief am nächsten Morgen überglücklich an und teilte mit, dass sie allem weiteren gelassen entgegensehe, obgleich sie bereits von einer neuen Sorge geplagt wurde. Die Vormilch floss nur spärlich und der Wochenfluss, kaum in Gang gekommen, schien schon wieder versiegen zu wollen. Für diese hormonellen Probleme hatte die Stationsärztin nur die Empfehlung parat: Sehen Sie zu, dass das alles wieder in Gang kommt. Auf Lisbeths Frage, wie sie das machen solle, ob sie ihrem Körper wie ein Feuerwehrmann befehlen solle: Milch marsch! – Wochenfluss marsch! – oder wie?? – wusste die Ärztin keine Antwort. Und ich verschwieg das Stichwort „Brennnesselsamen", denn wo sollte die Wöchnerin den hernehmen? Ob die übertrieben hohen Oxytocin-Gaben die körpereigene Oxytocin-Produktion unterdrückten und damit zugleich die Entwicklung von Milch- und Wochenfluss verhinderten, wäre zu untersuchen.

Die nun folgenden Tage und Nächte waren für die junge Mutter ein einziger Graus. Nicht nur, weil der gestörte Milch- und Wochenfluss ihr signalisierten, dass in ihrem Organismus etwas nicht stimmte und völlig schieflief, sondern weil sie Tag und Nacht keine Ruhe fand, was die Neurodermitis noch mehr anheizte. Tagsüber gaben sich die Besucher die Klinke in die Hand und das Telefon klingelte vom Morgen bis zum Abend; das neugeborene Kind lag tagsüber im Zimmer der Mutter, wodurch sich Lisbeths Ruhepausen reduzierten auf wenige einzelne Schlafhäppchen. Dass Ruhe und Schlaf absolut notwendig sind nach den Strapazen einer Entbindung und während der Zeit der hormonellen Umstellung, gilt heute offenbar nicht mehr überall. Dass ein Neurodermitiker ohnehin viel Ruhe und ausreichend Schlaf braucht, wurde überhaupt nicht in Erwägung gezogen. Es scheint vergessen, dass sich der menschliche Organismus vorwiegend im Schlaf regeneriert. Stress, sonst in aller Munde, gilt bei Wöchnerinnen offenbar nicht mehr als erheblicher Störfaktor. Dabei weiß – oder sollte wissen – jeder Arzt, dass Stress in die Hormonproduktion eingreift, dergestalt, dass im Stress vermehrt Adrenalin gebildet wird und vegetative Prozesse wie Milchbildung oder Wundheilung unterdrückt werden.

Keiner wies Lisbeth auf diesen simplen Sachverhalt hin, weder Ärzte noch Schwestern. Und keiner fühlte sich veranlasst, den darniederliegenden Milch- und Wochenfluss in Gang zu bringen mittels hormoneller Unterstützung. Nun sollte die Natur plötzlich alles wieder selber regeln, – sofort! Nachdem eben diese Natur während des Geburtsvorgangs durch hohe Oxytocin-Gaben dauernd überspielt worden war. Mit anderen Worten: es hätte einer sanften

Ausschleichphase bedurft, während welcher mit milder exogener Hormonunterstützung die vorläufig noch zu schwache körpereigene Hormonproduktion ausgeglichen worden wäre.

Lisbeth blieb mit ihren Problemen allein. Mit mir wollte sie nicht darüber diskutieren, ob das Kind auch nachts zur Mutter gehöre oder nicht. Das Kind gehört zur Mutter, sagte sie, und Freunde sind wichtig, wenn sie mich besuchen wollen, darf ich sie nicht abweisen. Freunde sind wichtig, in der Tat, aber auch Milchbildung ist wichtig, insbesondere für eine Wöchnerin mit Neurodermitis, denn was auf Lisbeth zukommen würde, wenn sie ihr Kind nicht würde stillen können, war leicht vorauszusehen: noch mehr Stress, – noch mehr Neurodermitis.

Schließlich hat Neurodermitis den zweiteiligen Namen nicht umsonst. Hautphänomene sind das eine, Nervenphänomene das andere. Eine Neurodermitis-Therapie gelingt desto schlechter, je angespannter die Gesamtsituation ist, selbst dann, wenn Molke und Vitaminzufuhr stimmen.

Für die mangelhafte Milchbildung suchte Lisbeth die Schuld zunächst vor allem bei sich selber, bei ihrem angeblich unfähigen Körper, ihrer mangelhaften Eignung, Mutter zu sein. Sie glaubte, s i e versage. Sie grämte sich und schlief noch weniger. Tagelang plagte sie sich damit ab, Minimengen Milch aus ihren Brüsten zu pumpen, – vergeblich. Noch mehr Tränen, noch weniger Ruhe, noch mehr – Ekzem.

Trotz alledem führte der erste Therapietag zu dem erfreulichen Ergebnis, dass der Juckreiz zurückging, fast auf Null. Am Morgen des zweiten Tages war er vollkommen verschwunden. Am dritten Tag schien sogar der Wochenfluss wieder in Gang zu kommen, und auch die Brüste gaben ein wenig Milch, obgleich der Besucherstrom nicht abriss, weder am dritten, noch am vierten Tag. So währte die Freude kurz. Am fünften Tag versiegten beide Ströme wieder, nur die Flut der Besucher hielt an. Und die Flut der Telefonanrufe. Man müsste Telefone im Zimmer von Wöchnerinnen einfach verbieten. Und Besucher dazu.

Als Lisbeth am zehnten Tag entlassen wurde, stand fest, dass sie ihr Kind nicht stillen konnte. Die Milch war endgültig versiegt. Der Wochenfluss hielt sich in Grenzen und das Ekzem blieb sozusagen stehen. Immerhin: der Juckreiz kam nicht zurück, wie Lisbeth befürchtet hatte. Hauptsache, meinte Lisbeth, das Ekzem breitet sich nicht aus.

Nein, es breitete sich nicht aus, – noch nicht.

Wie damals bei Martin saß das Ekzem unverändert dunkelrot, krustig und dick auf den Handrücken, etwas weniger dick auf Armen und Beinen, nur eben ohne jeden Juckreiz,

Aber nun kam, was kommen musste: Zum Neurodermitis-Problem und zu den Beschwernissen, wie sie nach einer Entbindung und während der hormonellen Umstellung üblich sind, prasselten neue Probleme auf Lisbeth ein: die ungewohnte Last der Babypflege, die Not der häufigen Nahrungsbereitung – genau alle vier Stunden, denn Lisbeth ließ ihr Kind nicht schreien –, hinzu kam die große Unsicherheit im Umgang mit einem erstgeborenen Kind, hinzu kam die Koordinierung eines erweiterten Haushalts einschließlich Kochen, Waschen, Putzen, das Abwimmeln von Besuchern, das Ignorieren von Telefonanrufen, und das alles bei einem Nachtschlaf, der weiterhin in Kleinstportionen zerrupft blieb, weil der kleine Junge einen großen Hunger und beträchtliche Nabelkoliken entwickelte. Das Kind schrie und weinte viel und ausdauernd.

Wie sollte sich unter solchen Umständen ein Nerven-Hautproblem bessern? Oder wenigstens nicht verschlimmern?

Zum Erstaunen aller verschlimmerte es sich nicht.

Das Ekzem blieb gleichsam stehen. Aber Lisbeth wollte dem Ekzem Tempo machen und behielt – gegen meinen Rat – die Forte-Version des B-Präparates bei. Mit Rücksicht auf die Forte-Belastung meiner Nerven, sagte sie.

Eigenwillig wie junge Mütter manchmal sind, lehnte Lisbeth jede Hilfe ab. Auch Schulfreundin Edith wurde auf Distanz gehalten. Immerhin versprach Lisbeth, mir allabendlich einen Lagebericht per Telefon zu erstatten, woran sie sich im wesentlichen hielt.

Aber dann verschärfte sich das Problem auf unerwartete Weise: kaum aus der Klinik zurückgekehrt, spürte Lisbeth starke Schmerzen nicht nur in der unteren Wirbelsäule, sondern auch neben und entlang der Wirbelsäule, zwei völlig verschiedene Schmerzarten, sagte sie, das eine sei ein Knochenschmerz, das andere eine Art Muskelschmerz. Außerdem füllten sich ihre Beine mit Wasser. Sie habe, sagte Lisbeth, Elefantenbeine, nur eben dunkelrot statt grau, dazu eine scheußliche Elefantenhaut, grob geriffelt und gespannt zum Zerreißen. Dank der Wassermassen erhöhte sich die Spannung in der ekzematösen Haut, sodass Lisbeth das Gefühl hatte, jemand fahre dauernd mit einem heißen Eisen über ihre Beine. Wollte sie gehen, womöglich rasch, weil das Kind schrie, blockierten die Wassermassen die Gelenke, sodass sie sich nur latschend vorwärtsbewegen konnte. Auf den roten Krusten an den Elefantenbeinen bildeten sich eitrige Höcker, die eine ätzende Flüssigkeit absonderten, die auf der roten gespannten Haut trocknete und das Brennen und Spannen vergrößerte. Zum Aus-der-Haut-fahren!

Sagte Lisbeth und es klang, als weine sie.

Sie hatte sich Kinderkriegen und Kinderhaben ganz anders vorgestellt.

Ruhig Blut, Lisbeth, kein Grund zur Aufregung!

Die Schmerzen in der Wirbelsäule sind üblich, wenn man ein Kind geboren hat, sie entstehen immer dann, wenn der Östrogenspiegel drastisch abfällt, wie das nach einer Entbindung der Fall ist.

Die Schmerzen vergehen in kurzer Zeit von allein wieder, sobald die hormonelle Rückpolung abgeschlossen ist. Allenfalls wäre es Sache der Klinik gewesen, einen allzu dramatischen Hormonabfall abzumildern durch gezielte Östrogengaben. Wieder lag das Stichwort Brennnesselsamen in der Luft, aber ich verschwieg es. Die Schmerzen in Lisbeths Rückenmuskulatur ließen sich – wie die Wassermassen in den Beinen – mit dem erheblichen Kaliummangel erklären, wie er ebenfalls häufig auftritt nach einer Schwangerschaft, weil Fruchtwasser reichlich Kalium beansprucht. Aber leere Kaliumspeicher füllt man ganz simpel auf mit – Kalium.

Lisbeth blieb skeptisch.

Sie zog eine alte Hebamme zu Rate als Kontrollinstanz. Als die Hebamme meine Einschätzung bestätigte, war Lisbeth bereit, auch Kalium einzunehmen, aber in der Weise, wie die Hebamme das empfahl: als homöopathische Globuli Kalium carbonicum C 30, fünf Stück pro Woche.

Bei Gott, das reichte nie und nimmer hin. Denn es ging ja überhaupt nicht darum, einen darniederliegenden Kalium-Stoffwechsel homöopathisch anzuregen, sondern schlicht darum, einen massiven Kalium- M a n g e l auszugleichen, ganz elementar. Das hat mit homöopathischen Dosen nichts zu tun, das geht weit darüber hinaus.

Lisbeth blieb skeptisch und nahm die fünf Globuli Kalium carbonicum C 30 und weiter nichts. Und was geschah? Die Wassermassen gingen keinen Deut zurück, die Schmerzen in den Muskeln blieben so, dass Lisbeth nicht sagen konnte, ob sie schwächer oder noch gleich stark waren. Zu ihrem großen Erschrecken traten jetzt noch ganz neuartige Rötungen auf: im Gesicht und an den Ohren bildeten sich großflächig rote Flecken, keineswegs nesselsuchtartig oder punktförmig oder krustig, sondern flach und glatt. Dazu gesellte sich ein neuartiger Juckreiz an den Ohrmuscheln, welche sich ebenfalls dunkelrot verfärbten und anschwollen, so sehr, dass sie sich nach vorn richteten.

Jetzt wurde Lisbeth doch unsicher, ob die Kügelchen der Hebamme das Richtige seien.

Die Neurodermitis breitet sich aus, sagte sie, – wahrscheinlich ist die ganze Therapie falsch. Auch ihr Ehemann hegte nun Zweifel an meiner Auffassung von Neurodermitis. Die Klinikärzte, sagte der Ehemann, halten Neurodermitis für ein atopisches Ekzem, also braucht Lisbeth Cortison und sonst gar nichts.

Um die fruchtlose Diskussion abzukürzen, schlug ich vor, Lisbeths Blut in der Klinik auf allergische Faktoren untersuchen zu lassen, – zum Beweis oder Gegenbeweis meiner Auffassung von Neurodermitis beziehungsweise Pellagra. Denn ich kannte Lisbeths neue Rötungen im Gesicht und an den Ohren nur zu gut aus eigener Erfahrung, ich wusste genau, diese Rötungen waren nichts anderes als das deutlichste Zeichen eines dramatisch abgesunkenen Kaliumspiegels. Sie hatten mit Neurodermitis nichts zu tun. Sie waren ein Zusatzproblem ganz anderer Art.

Was machte mich in meiner Einschätzung so sicher?

Vor einigen Jahren hatte ich versucht, meine mangelhaft arbeitenden Nieren anzuregen mittels feucht-heißer Wickel. Drei Nächte hintereinander applizierte ich in der Nierengegend ein Säckchen mit heißem gequollenem Leinsamen. Der Erfolg war verblüffend, die Nieren arbeiteten so gut wie seit Jahren nicht, – aber leider! – binnen zwei Tagen sah ich mir selber nicht mehr ähnlich: Gesicht und Ohren überzogen sich mit einer dunklen Pfingstrosenröte, wobei die Ohren derart anschwollen, dass sie sich nach vorn reckten wie bei einem Elefanten, der Witterung nimmt. Der Juckreiz war derart stark, dass ich mir nicht anders zu helfen wusste, als joghurtgetränkte Wattebäusche auf die Ohren zu binden und in dieser Aufmachung einen Arzt aufzusuchen, einen Fachmann für

Nierenkrankheiten, den es zum Glück in der Kreisstadt gab. Der Nephrologe, kaum meiner ansichtig, stellte mit Recht fest: So etwas habe ich noch nie gesehen.

Obwohl ich ihm von den feucht-heißen Wickeln erzählte, konnte sich der Nierenspezialist auf Rötungen, Schwellungen und Juckreiz keinen Reim machen. Er untersuchte Blut und Urin und teilte etwas ratlos mit, die Blutwerte bewegten sich alle im Normbereich, nur die Urinwerte wichen insofern von der Norm ab, als sie viel zu hohe Kaliumwerte aufwiesen. Der Fachmann für Nierenkrankheiten zog daraus den Schluss, es sei viel zu viel Kalium im Umlauf, daher dürfe ich auf keinen Fall und unter keinen Umständen Kalium zuführen. Trotz meiner Beteuerung, keinerlei Kalium zugeführt zu haben, sondern nur Mineralwasser und Kräutertee getrunken zu haben gegen den grässlichen Durst, – blieb der Nephrologe dabei: kein Kalium! Mit dieser Empfehlung war ich entlassen.

Auf dem Heimweg überlegte ich, wo der Denkfehler lag, denn es musste ein Denkfehler vorliegen: ich hatte in keiner Weise Kalium zugeführt, aber es gab zu viel Kalium im Urin. Ich hatte diese entsetzlichen Rötungen, diesen wahnsinnigen Juckreiz an den Ohren und im Schlund das Gefühl, zu einer Salzsäule zu erstarren, das alles kam nicht von nichts, – womöglich hing das alles mit dem Kalium zusammen, das via Urin meinen Körper verließ? Feststand: mein Organismus warf zu viel Kalium aus, ohne dass ich den Grund dafür kannte, das hieß: es war zu wenig Kalium im Stoffwechsel! Zwar reichlich im Urin, – aber eben nicht mehr im Organismus. Mit andern Worten: womöglich kamen alle diese krankhaften Erscheinungen exakt daher, dass zu w e n i g Kalium zur Verfügung stand, sie deuteten also auf einen hochgradigen Kaliummangel – und nicht etwa auf einen hochgradigen Kaliumüberschuss, wie der Nierenfachmann meinte. Klartext: es gab in meinem Körper einen krankhaften Prozess, der Kalium auswarf. Das zum einen. Also waren zweitens Rötung, Schwellung, Juckreiz und das Gefühl einer Salzsäule im Schlund (so musste sich Lots Frau gefühlt haben) – nichts anderes als die Folge dieses dauernden Kaliumverlustes. Also gab es nur eine Lösung: Kalium zuführen, so effizient als möglich, so rasch als möglich.

Wie aber führt man Kalium effizient zu? Nicht anders als meine Großmutter selig das gemacht hatte, als sie ihren von der Kriegsgefangenschaft heimkehrenden wassersüchtigen Sohn kurierte: mit rohem Kartoffelsaft.

Kaum zu Hause angelangt, entsaftete ich eine grosse mehlige Kartoffel, fügte ein Drittel warmes Wasser hinzu und trank sofort den ganzen Becher. Schon beim ersten Schluck spürte ich, wie das salzige Gefühl in Mund und Rachen nachließ, wie die Spannung wich und wie ich mich besser und besser fühlte. Nach einigen Stunden wurde der Juckreiz an den Ohren schwächer und am Abend, als ich den zweiten Becher trank, merkte ich erstaunt, wie der Juckreiz aufhörte. In den folgenden fünf Tagen trank ich täglich drei Becher Kartoffelsaft (morgens, mittags, abends), am dritten Tag hellten sich die Rötungen auf ins Rosarote, die Ohren schwollen ab - und nach einer Woche war der ganze Spuk vorbei. Jetzt erst verstand ich den Zusammenhang: die feucht-heißen Wickel hatten nicht nur die Nieren, sondern auch die Nebennierenrinde (NNR) angeregt. Diese jedoch produziert – unter anderem – das Hormon Aldosteron, welches den Kalium-Natrium-Haushalt reguliert und zwar in der Weise, dass es Kalium auswirft – via Urin – und Natrium zurückhält. Genau das war bei mir geschehen. Genau so erklärte sich das horrende Kaliumdefizit. Ich hatte nichts anderes als eine – wickelbedingte – sekundäre Aldosteronose, – ach, Herr Experte! – und hatte nichts anderes zu tun als das Gegenteil dessen, was der Nephrologe mir geraten hatte.

Nebenbei: hochgradiger Kaliummangel kann zum Tode führen. Wer weiß, ob ich, wenn ich den Rat des Fachmanns befolgt hätte, überhaupt noch am Leben wäre.

Diese Geschichte beruhigte Lisbeth zunächst und sie erklärte sich bereit, nach der Methode meiner Großmutter die leeren Kaliumspeicher wieder aufzufüllen und außerdem das Forte-Präparat abzusetzen. Denn 50 mg Niacin pro Tablette waren bei dreimaliger Einnahme einfach zu viel. Zu viel Niacin aber heizt die Rötungen an – erstaunlicherweise, genau so wie zu wenig Niacin. Es hilft nichts, man darf die Heilung nicht erzwingen wollen. Der Tagesbedarf an Niacin beträgt beim Gesunden 10 mg, die Forte-Version bescherte Lisbeth schon mit einer einzigen Tablette die fünffache Dosis. Es ist nicht neu, dass die meisten Vitamine im Übermaß toxisch wirken. Zwar gelten die B-Vitamine als wasserlöslich, aber das heißt zunächst nur, dass sie nicht fettlöslich sind. Ob sie bei einem Überangebot einfach nur ausgeschwemmt werden, ist nicht mit Sicherheit nachgewiesen. Gerade von Niacin ist bekannt, dass es in der Leber gespeichert wird, – trotz seiner Wasserlöslichkeit. Lisbeth dachte nach und entschied, nun doch nicht wie meine Großmutter für Kalium zu sorgen, sondern noch einmal die Hebamme zu konsultieren, um sicherzustellen, dass ihr tatsächlich Kalium fehle und dass fünf Kaliumglobuli C 30 nicht ausreichten. Sie, die vor wenigen Minuten noch damit geliebäugelt hatte, die Vitamin-Therapie gänzlich aufzugeben zugunsten von Cortison, war nun wieder entschlossen, an der Forte-Version festzuhalten und zum Thema Kalium noch einmal die Hebamme zu hören.

Die Entscheidungen der Menschen sind nicht immer rational nachvollziehbar, die von Wöchnerinnen wohl am wenigsten.

Die Hebamme kam und räumte ein, das, was sie bei Lisbeth sehe, gehe weit über den üblichen Kaliummangel post partum (nach einer Entbindung) hinaus und riet, Lisbeth solle noch einmal die Hautklinik aufsuchen, denn für die neuen Rötungen in Lisbeths Gesicht und an den Ohren hatte sie keine Erklärung. Der Ehemann unterstützte den Vorschlag. Lisbeth war dagegen. Die Ratlosigkeit wuchs. Der Ehemann plädierte dafür, es nun doch einmal mit Cortison „ernsthaft" zu versuchen und sich im übrigen dem Votum des Dermatologen der Klinik anzuvertrauen, der als Professor und Fachmann doch wohl mehr von der Sache verstehe als – hm, die Freundin seiner Schwiegermutter.

Ich erinnerte höflich daran, dass der grässliche Juckreiz an den Extremitäten nicht mit Hilfe von Cortison verschwand, sondern allein aufgrund der bisherigen Therapie, was ihre Richtigkeit wohl hinreichend beweise.

Lisbeth entschied sich für einen dritten Weg: Sie bestellte bei ihrem Apotheker ein Kaliumpräparat nach dessen Gusto und beharrte ansonsten auf der Fortführung der bisherigen Therapie. Der Apotheker empfahl ein „mildes Kaliumpräparat", das den Nachteil hatte, Zitronensäure zu enthalten, was bei Neurodermitis nicht gerade günstig ist. Aber ein anderes hielt der Apotheker nicht vorrätig, und so entschied der Ehemann, der zur Apotheke geeilt war, sich für eben dieses.

Man sollte einmal untersuchen, welchen Einfluss die Apotheker auf den Verlauf einer Therapie nehmen allein aufgrund ihrer subjektiven Vorratshaltung.

Ich schickte Lisbeth eine Liste jener Nahrungsmittel, die für die Dauer einer Neurodermitis-Therapie absolut untersagt sind:

• Fruchtsäuren – insbesondere Zitronensäure
• Zucker in jeder Form einschließlich Honig, Kuchen, Schokolade etc.
• Alkohol, egal, ob Wein, Sekt, Champagner, Kir royal oder sonstige Party-Erfindungen, aber auch Bier, Weinschorle etc.
• Kaffee (enthält Chlorogensäure)

- Schwarztee (enthält Gerbsäure)
- Mais und Maisprodukte, sowie – obgleich kein Nahrungsmittel – Antibiotika!!!

Ausserdem erinnerte ich daran, dass der Grundsatz: viel hilft viel – absolut falsch ist, dass vielmehr nur der Grundsatz, den Paracelsus formulierte, beherzigt werden sollte: es ist die Dosis, die macht, dass ein Ding giftig sei oder heilsam. Außerdem empfahl ich noch einmal, sie möge sich an den zuträglichsten Kaliumlieferanten unseres Breitengrades halten, – an die rohe Kartoffel.

Zwei Tage lang hörte ich nichts, gar nichts. Funkstille herrschte. Ich ahnte nichts Gutes.

Dann, am Montag, 7. September 1992, lieferte Lisbeth wieder einen Lagebericht, der meine Befürchtungen sozusagen aufs schönste bestätigte. Über das Wochenende war die klassische Überreaktion eingetreten: die Neurodermitis breitete sich aus – auf den ganzen Körper. Jetzt waren auch Kopf und Rumpf wieder befallen, das Ekzem reichte von den Haaren bis zu den Zehen, – überall dunkelrote, juckende, zum Teil nässende Pusteln, die anfingen, borkig ineinander zu kriechen und zu einem Panzer zu verschmelzen. Lisbeth stöhnte. Nach ihrer Darstellung hatten die Schwellungen an den Beinen einen grotesken Umfang angenommen, Elefantenbeine sei eine milde Umschreibung, sagte sie, entweder sei das Kaliumpräparat des Apothekers wirkungslos – oder es handle sich gar nicht um einen Kaliummangel. Vielleicht sei alles ganz anders, vielleicht handle es sich in Wahrheit doch um eine fürchterliche Allergie. Ihr Mann neige ohnehin zu dieser Ansicht. Sie, Lisbeth, wolle aber erst einmal das Ergebnis der Blutuntersuchung abwarten und inzwischen – gar nichts tun. Gar nichts! Das Ergebnis der Untersuchung werde nächsten Abend erwartet. Ob ich einen andern Vorschlag habe.

Ja doch, ich hatte einen andern Vorschlag, wollte ihn aber nicht äußern, durfte ich doch sicher sein, Lisbeth werde in ihrer gegenwärtigen Verfassung sich nicht daran halten. Andererseits wollte ich sie nicht einfach ihrem Schicksal überlassen und so sagte ich denn doch mit meiner entschlossensten Stimme: du wirst für einen Tag, – für einen einzigen Tag! – die Forte-Version des B-Präparats absetzen und einen Tag lang gar nichts nehmen: du wirst dir heute noch einen Becher rohen Kartoffelsaft machen von mehligen Kartoffeln, denn der liefert dir nicht nur Kalium, sondern bindet auch die Säure, die du dir mit Alkohol eingehandelt hast – und du wirst jedes Gläschen Wein striktestens meiden, – ohne jede Ausnahme!

O ja, Lisbeth bestätigte meine Befürchtung: sie hatte ein bißchen Wein getrunken, – nur ein ganz kleines bißchen! Weniger als ein Achtel! – Eben, ein bißchen zu viel. – Jetzt brauste Lisbeth auf und ihr ganzes Elend schrie aus ihr: ob sie denn gar nichts mehr dürfe? Die ganzen neun Monate habe sie sich zusammengenommen und auf alles verzichtet, sie sähe einfach nicht mehr ein, dass diese Abstinenzlerei noch weitergehen müssen, sie habe genug, genug von dem allem! Das sei kein Leben mehr, das sei nur noch Horror!

Ich empfahl Lisbeth, erst einmal ein Vollbad zu nehmen mit zwei Kilo Salz, ganz ordinärem Kochsalz, aber mit dem richtigen Rieselzusatz, denn Calcium carbonicum als Rieselzusatz ist absolut ungeeignet, es trübt das Wasser milchig ein und liegt wie ein undurchdringlicher Film auf der Haut, sodass der Effekt des Salzwassers, überschüssige Wassermassen aus dem Körper zu ziehen, gar nicht eintritt, – mit dem richtigen Rieselzusatz aber wohl! Außerdem befreit das Salzwasser die von Toxinen überlastete Haut, – zwei gute Effekte also. So viel konnte ich ihr garantieren.

Eine minimale Erleichterung, – ah! das erschien Lisbeth nun doch höchst erstrebenswert und so versprach sie, alles „ganz brav" zu machen. Aber noch während sie das beteuerte, wusste ich, es würde ihr wieder nicht gelingen. Lisbeth hatte es schwer, es stand ihr keiner zur Seite, der Ehemann war ganztags beruflich beansprucht, und ihre Mama – erholte sich von den großmütterlichen Strapazen in Tunesien. Arme Lisbeth.

Am Dienstag, 8. September 1992, erstattete sie wieder einen Bericht. Natürlich hatte sie Salatkartoffeln genommen, andere waren nicht aufzutreiben, sagte sie, und natürlich gab es keinen Fortschritt, weder bei den Wasseransammlungen, noch beim Ekzem. Natürlich nicht. Salatkartoffeln besitzen nicht nur eine andere Eiweiß-Struktur als mehlige, sie besitzen wie gesagt auch weniger Kalium. Salatkartoffeln sind zwar teurer und „eleganter", aber für naturmedizinische Zwecke sind sie wertlos. Und das nicht nur wegen ihres anders gearteten Eiweißes und der relativen Kaliumarmut, sondern auch deshalb, weil Salatkartoffeln gegenüber Schädlingen weniger widerstandsfähig sind und intensiver chemisch betreut werden müssen als mehlige, weshalb sie höher rückstandsbelastet sind als die billigeren sogenannten Speisekartoffeln, die nach dem Willen der EU-Bürokraten nicht mehr „mehlig" genannt werden dürfen, sondern „vorwiegend festkochend", während die Salatkartoffeln „festkochend" heißen dürfen. Was mit dieser Begriffsdiktatur erreicht werden soll, weiß ich nicht. Denkbar ist, dass dem Verbraucher suggeriert werden soll, „vorwiegend festkochend" sei nicht ganz so gut wie richtig „festkochend", woraus hervorgeht, dass mehlige Kartoffeln minderwertig sind oder jedenfalls nicht ganz so wertvoll wie Salatkartoffeln, auf dass der EU-Einheitsverbraucher nur noch Salatkartoffeln verlangt, also jene, die zu ihrer Aufzucht mehr Chemie benötigen – zum größeren Wohle der Chemie-Industrie. Womöglich taugt der großeuropäische Wirtschaftsraum vor allem dazu, auf Teufel komm raus die Interessen der Industrie zu bedienen.

Doch diese Gedanken verschwieg ich der ekzem- und ödemgeplagten Lisbeth. Ich machte ihr nur klar, dass der Nicht-Fortschritt – logisch war. Weder die Beine, noch die Arme, noch das Gesicht

und schon gar nicht die Hände waren auch nur eine Spur abgeschwollen, – trotz Kartoffelsaft und trotz Salzbad.

Es stellte sich heraus, dass das vorrätige Salz eben doch Calcium carbonicum als Rieselzusatz enthielt; dass das Badewasser sich eben
doch weißlich-trüb eingefärbt hatte und dass mithin keine Wasser-
Extraktion stattgefunden haben konnte und auch nicht stattgefunden hatte.

Alles umsonst? – Alles umsonst!

Lisbeth schwor, nun aber für die richtigen Kartoffeln und für das
richtige Vitamin-Präparat und für das richtige Salz zu sorgen. Ganz
zuletzt rückte Lisbeth mit der wichtigsten Nachricht heraus: die
Ergebnisse der Blutanalyse waren bekannt. – Und? Wie sehen sie
aus? Allergiefaktor gefunden? Lisbeth machte es spannend. Es
wurde einerseits ein großer Eiweißmangel festgestellt, sagte sie, –
andererseits – nichts. Nichts!! Immunglobuline normal. Das heißt:
kein Hinweis auf eine Allergie.

Kein Hinweis auf eine Allergie?

Nein, sagte Lisbeth, – keiner.

Wahrhaftig! Das sollte man von allen Türmen der glorreichen Stadt
Tübingen verkünden: trotz heftigster Neurodermitis – kein Hinweis
auf eine Allergie. Damit hat das Universitätslabor die von den Uni-
versitätsprofessoren vertretene These selber widerlegt. Neurodermitis ist keine Allergie, auch keine genetisch bedingte, auch keine
Atopie. Neurodermitis ist eine hochgradige Vitamin-B-Mangel-
krankheit, die durch Kaliummangel offensichtlich noch verschärft
werden kann.

„Was jetzt?" fragte Lisbeth, als sei sie durch das Ergebnis eher ver-
unsichert als erleichtert. Jetzt, liebe Lisbeth, wirst du die Therapie
genau so und nur so durchführen, wie ich dir sage. Das bedeutet:
keine verbotenen Getränke mehr, keinen Tropfen! – solange die
Therapie dauert. Danach magst du tun und lassen und essen und

trinken, was du magst, – aber vorerst kein Kir royal mehr, keinen Champagner, keinen Kaffee, keinen Schwarztee und auch keinen Orangensaft, aber dreimal täglich Saft von mehligen Kartoffeln; ferner nimmst du täglich ein Salzbad mit dem richtigen Salz und die B-Vitamine normal und nicht forte.

„Und sonst?" fragte Lisbeth, – der Juckreiz wird von Sekunde zu Sekunde schlimmer, er ist ganz und gar unerträglich, ich habe mir Arme und Beine blutig gekratzt, die Haut ist dünn und gespannt und brennt und das Kind schreit und schreit, spätestens eine Stunde nach dem Füttern schreit es, Tag und Nacht, ich möchte davonrennen, ich kann nicht mehr. Lisbeth weinte. Ihr Mann kam erst abends nach Hause, immerhin besorgte er die Einkäufe, denn Lisbeth ging nicht aus dem Haus, die ganze Zeit nicht, seit ihrer Rückkehr aus der Klinik, sie traute sich nicht unter die Leute in diesem Zustand, – und wollte doch davonrennen.

„Der Juckreiz!!" schrie Lisbeth am Ende ihrer Beherrschung, „macht mich verrückt!! Was soll ich dagegen tun: hier und jetzt?" Sie schrie und weinte. Dann teilte sie mit, der Apotheker habe Vitamin B normal bestellt, aber noch nicht zugestellt, ob sie ausnahmsweise noch einmal B Forte nehmen solle, sie werde wahnsinnig vor Juckreiz! Sie komme um! Es müsse etwas geschehen, sofort! **In diesem Moment!**

Aber in diesem Moment geschah nichts und konnte nichts geschehen. Ich konnte ihr nicht helfen. Durchs Telefon lassen sich weder Salz transportieren, noch mehlige Kartoffeln, noch Vitamine. Und Kaffeesünden lassen sich durch das Telefon auch nicht ungeschehen machen. An die Nacht, die Lisbeth bevorstand, wagte ich nicht zu denken. So riet ich ihr mit halbem Herzen, in Gottes Namen doch Saft von Salatkartoffeln zu machen, besser als gar nichts war das vielleicht doch.

Der aus dem Bluttest ermittelte Eiweißmangel Lisbeths passte doppelt ins Bild: zum einen, weil Lisbeth selten Fisch, Fleisch, Quark, Linsen oder Kartoffeln aß oder gar dicke Bohnen, – nein, Lisbeth befleißigte sich immer noch einer Art Mangelernährung: zum zweiten, weil die körpereigene Eiweißsynthese – kaliumabhängig ist; zum dritten, weil diese Synthese obendrein abhängig ist von B-Vitaminen. Fazit: Lisbeth brauchte im Augenblick nichts so dringend wie – Kartoffelsaft und richtig dosierte B-Vitamine.

Am Mittwoch, dem 9. September 1992, schien der absolute Höhepunkt des Elends erreicht. Lisbeth am Telefon: Die letzte Nacht sei eine einzige Horrornacht gewesen, der zum Wahnsinn treibende Juckreiz, das permanent schreiende Kind, die permanent brennende Haut, die Blockade der Fußgelenke, die Wassermassen, das Gefühl von heißem Eisen allüberall, nein, sie hatte sich keinen Saft von Salatkartoffeln gemacht, sie traute den Knollen plötzlich nicht mehr, gegen den Juckreiz nahm sie mangels B normal eben doch noch einmal B Forte, wobei sie jetzt nicht mehr wisse, was was verursache, nichts habe sich gebessert, nichts, nichts, nichts, nein, alles sei noch viel schlimmer geworden, Gesicht, Augen, Arme, Beine – alles irre geschwollen, aus dem Spiegel starre ihr ein Monstrum entgegen, ein Monstrum, aber nicht sie! Sie sei das nicht, diese aufgequollene Masse Fleisch mit den fast verdeckten Augen, die hinter den Wassersäcken verschwinden, die Ohren seien heiß und krustig, das Gesicht fleckig rot, die Haut zum Schreien, die Mini-Schlafportionen nicht mehr zum Aushalten, das alles sei die HÖLLE, nichts als die Hölle, von den Ekzemen an Händen, Armen, Schenkeln und Waden rede sie schon gar nicht mehr, ob das denn nie mehr ende, dieses alles, dieses Grauen, dieses Elend, dieser Wahnsinn.

Während Lisbeth mit mir sprach, kam der Ehemann nach Hause. Er brachte endlich das richtige B-Präparat, die richtigen Kartoffeln und das richtige Salz. Los doch, Lisbeth, jetzt einen Becher Saft mit den richtigen Kartoffeln, dann – nach dem Abendessen – einen Becher Molke zu den richtigen B's, und zuletzt, kurz vor dem Schlafengehen, ein Salzbad mit dem richtigen Salz. Und morgen telefonieren wir wieder. Und ich wusste, dann würde alles besser sein.

Am Donnerstag, 10. September 1992, kam spät abends die Bestätigung. Lisbeths Telefonat fiel erstaunlich kurz aus. Ja, alles sei besser, wesentlich besser, sagte sie, – „und das Ekzem hellt sich auf, von innen nach außen, fast überall, an Armen und Beinen und auf den Händen, und der Juckreiz, – ach so! richtig! fast vergessen! – der Juckreiz ist fast verschwunden, ja! Fast ganz verschwunden!" Er ist so sehr „weg", dass sie ihn den ganzen Tag vergessen hat. Auch jetzt gibt es keinen Juckreiz, sodass es sich nicht lohnt, darüber zu reden. Wichtiger ist: die Schwellungen gehen zurück, – das ist wichtig! Vor allem im Gesicht. Wenn Lisbeth jetzt in den Spiegel schaut, erkennt sie sich wieder, – aber noch schaut sie nur unabsichtlich hinein, hat fast noch Angst davor. Sie wird jetzt weitermachen, genau so, wie sie es gestern Abend und heute den ganzen Tag machte. Und morgen meldet sie sich wieder.

Kaum war der Schmerz verebbt, war er auch schon vergessen. Wahrscheinlich eine nützliche Einrichtung der Natur. Hoffentlich vergisst die schmerzbefreite Lisbeth nicht ganz so schnell ihre Schmerzbeseitiger.

Am Freitag, 11. September 1992, hat Lisbeth nicht viel zu berichten. Es geht weiter auf dem Weg der Besserung. Grundsätzlich: der Juckreiz meldet sich nur noch gelegentlich zurück. Das bitte möchte ich noch einmal hören: nur gelegentlich meldet sich der Juckreiz zurück. Und das Ekzem ist fast weg. Es ist so schnell verschwunden, dass man es nicht glauben kann, – ganz unwahrscheinlich schnell. Die Ödeme im Gesicht gehen weiter zurück, auch die Handgelenke schwellen ab, nur Knie und Knöchel sind noch dick, aber die

Ohren ent-röten sich und die Krusten auf den Ohrmuschelrändern lösen sich auf.

Und was hast du konkret gemacht?

Lisbeth sagt es fast verschämt: Sie hat nichts weiter gemacht als: B normal, Molke, Kartoffelsaft – und Salzbad mit dem richtigen Salz. Bei Gott! Das hätte sie früher haben können! Andererseits: wenn ich nachrechne, komme ich gerade mal auf zwei Wochen, seitdem Lisbeth die – pannengespickte – Therapie begann. Eine lange kurze Zeit.

Es entsteht eine lange Pause im Lagebericht. Erst am Donnerstag, 17. September 1992, meldet sich Lisbeth wieder und begründet die lange Pause mit Hektik und Stress. Mehr Hektik, mehr Stress als in den zurückliegenden Horrortagen? Das kann ich mir kaum vorstellen. Woher kam denn der Stress? Woher die Hektik? Wie soll ich sagen, sagt Lisbeth, – es gab ein paar Einladungen, die ersten seit langer Zeit, die sie nicht ausschlagen konnte – und auch nicht wollte. Und auch sie selber gab Einladungen, sagt sie trotzig. Einladungen, aha, – mit wieviel Alkohol jeweils? Nicht viel, sagt Lisbeth, immer noch trotzig, – kaum der Rede wert.

Aber es gab einen Rückschlag, nicht wahr? – Einen kleinen, sagt Lisbeth. "Auf der Verbotsliste steht Alkohol ganz oben!" versuche ich ihr in Erinnerung zu rufen, – aber Lisbeth wird plötzlich wild. Neun Monate lang habe sie sich total zurückgehalten, sie sehe einfach nicht ein, dass sie auch jetzt noch auf alles – (alles, sagt sie) verzichten müsse, jetzt, obgleich sie bekanntlich doch gar nicht stillen könne, – wozu also? Ob sie denn gar nichts mehr dürfe? Ein achtel Gläschen Wein am Abend könne ja wohl nicht schaden. „Ein achtel Gläschen Wein schadet ganz erheblich, – wie man vermutlich an dir siehst," sage ich mit meiner sanftesten Stimme, obgleich ich mich über so viel Unbelehrbarkeit ärgere. Während einer Neurodermitis-Therapie ist Alkohol verboten, schlicht und einfach. Da hilft nichts. Wie sieht der kleine Rückschlag aus, will ich wissen.

Der Juckreiz ist zurückgekommen.

Nach wieviel Gläschen Champagner? Wein? Fruchtsaft? Nach wieviel Bechern Kartoffelsaft, die du – n i c h t getrunken hast? Lisbeth findet die Saftmacherei nun doch zu aufwendig und hat beim Apotheker ein anderes Kaliumpräparat besorgt. Zum Saftmachen habe sie weder Zeit noch Lust (Trotz Saftmaschine! Meine Großmutter machte das noch von Hand!). Dafür enthalte das neue Kaliumpräparat keine Zitronensäure, sondern Milchsäure, versucht Lisbeth mich zu besänftigen. Gegen ein Kaliumorotat ist nichts einzuwenden, wenngleich ich rohen Kartoffelsaft vorzöge. Aber gut: das Neugeborene ist erst drei Wochen alt und Lisbeths Nachtschlaf hat die Drei-Stunden-Marke noch immer nicht überschritten. Erbarmen mit den jungen Müttern! – Der Juckreiz ist zurückgekommen, nehme ich den Faden wieder auf, – was noch? – Sonst nichts, behauptet Lisbeth, sonst gehe es planmäßig voran, Hände und Arme seien abgeschwollen, nur die Beine nicht, Oberschenkel, Knie und Knöchel seien unverändert dick, dort sei die Haut extrem dünn und blute leicht – und jucke natürlich. Und darum habe sie nun doch wieder die Hautklinik aufgesucht, obgleich selbstverständlich keine Allergie bestehe, das habe auch der Oberarzt bestätigt. – Kunststück! Bei dem Blut-Test-Ergebnis! – Aber weil der Juckreiz nun eben doch so stark sei, – Wie gesagt: Sekt-Orange, liebe Lisbeth, nicht wahr? – habe sie die Empfehlung des Oberarztes akzeptiert und Nachtkerzenöl besorgt und das wolle sie jetzt einsetzen, zwölf Kapseln am Tag, verteilt auf drei Portionen, – was dagegen spräche? – Nichts, absolut nichts spricht gegen das teure Nachtkerzenöl mit der teuren Gamma-Linolensäure, absolut nichts, nur halte ich sie für überflüssig, – denn die entscheidende Wende zum Besseren trat ein ganz ohne Nachtkerzenöl, ganz allein mit den bisherigen Maßnahmen, – wozu also extra noch Gamma-Lino-lensäure? Zumal der Organismus sie ohnehin produziert, – vorausgesetzt, es stehen ihm genügend B-Vitamine zur Verfügung, d.h. sofern die B-Vitamine hinreichend resorbiert werden, – was vom Zustand der Darmflora abhängt – wie bekannt –, wovon die Darmflora abhängt, dürfte inzwischen auch kein Geheimnis mehr sein, – wozu also Nachtkerzenöl? Um damit das Alkoholverbot zu umgehen? Das dürfte nicht funktionieren, denn Alkohol attackiert nicht nur die Darmbakterien, sondern verlangt von der Leber Höchstleistungen, weil Alkohol nun einmal nur über Acet-Essigsäure abgebaut werden kann und diese ist ein schlimmes Gift. Noch nicht genug des Unguten: die starken Säuren, die bei der Verstoffwechslung von Alkohol entstehen, dürfen nicht einfach ins Blut gelangen, weil sie dessen PH-Wert veränderten, was absolut unterbleiben muss, da der Blut-PH-Wert nur ganz geringfügig schwanken darf (zwischen PH 7,41 und 7,39), – um also den Blut-PH-Wert möglichst konstant zu halten, schiebt der Organismus autonom überzähligen Wasserstoff (H+) ab ins Bindegewebe, wo sich folglich nicht bloß saure Valenzen häufen, sondern wo auch den B-Vitaminen die Arbeit erschwert wird, weil sie wie jedes Enzym ein bestimmtes PH-Optimum verlangen, was durch Alkohol erfolgreich verhindert wird. Mit anderen Worten: Alkohol blockiert die Wirkung der B-Vitamine.

Lisbeth schwieg. Ihr gefiel nicht, was ich sagte. Ich nehme das Nachtkerzenöl auf jeden Fall, sagte sie, damit es noch schneller geht. – Du meinst: schneller – trotz Alkohol? – „Ich habe auch Kaffee getrunken," sagte sie patzig, – „Kaffee macht gar nichts." – „Kaffee enthält Chlorogensäure," sagte ich, zum Thema Säuren – siehe oben.

Es half nichts, Lisbeth war auf ihrem Nachtkerzenöl-Trip und nichts konnte sie aufhalten. Nun gut. Schaden konnte das Öl nicht. Nur möchte ich wissen, ob statt des teuren Öls mit der teuren Gamma-Linolensäure nicht auch Alpha-Linolensäure genügen würde, wie sie im billigeren Leinsamen enthalten ist (mit einer C-O-Doppelbindung weniger); auch Alpha-Linolensäure ist hochungesättigt und der Körper kann aus dieser die andern Säuren aufbauen, von Gamma- bis Omega-Säuren, – allerdings unter einer Voraussetzung: es muss genügend Biotin zur Verfügung stehen. Wie man sieht, hängt auch sonst im Körper viel von den B-Vitaminen ab.

Andererseits muss man nachsichtig sein. Das teure Nachtkerzenöl verhilft einer geplagten jungen Mutter vielleicht zu einem höheren Selbstwertgefühl, und das kann sie gut gebrauchen bei all den entstellenden Ödemen und Ekzemen.

Am Freitag, dem 18. September 1992, kommen von Lisbeth endlich wieder gute Nachrichten. Die Ödeme schwellen ab, berichtet sie, – sie sei zufrieden. Um mir Klarheit zu verschaffen, lasse ich mir erzählen, was alles sie im Lauf eines Tages schluckt. Also: dreimal Molke plus dreimal B normal plus zweimal Kalium-Orotat – und seit zwei Tagen zwölf Kapseln Nachtkerzenöl. Und jeden Abend nimmt sie ein Salzbad mit zwei Kilo Salz, – richtigem Salz! – Rieselzusatz „kolloidale Kieselsäure". Das abendliche Salzbad oder vielmehr nächtliche Salzbad sei eine wahre Wonne, sagt Lisbeth, – es sei wie Urlaub. Es sei, als würden die Ekzeme aufgelöst, die Haut sei nach jedem Bad hell und klar und fast glatt, – und die Ödeme seien überhaupt fast verschwunden, so sehr extrahiert das Salz! Na bitte, weiter so.

(Inzwischen habe ich mir einige weitere PH-Werte notiert: Blut und Serum 7,41; Duodenalflüssigkeit 8,0; Galle 7,4–7,7; Harn 4,8–7,9; Magensaft 1,77; Milch 6,5–6,9; Speichel 6,9. – Pschyrembel 1994).

Exkurs

Wer es wissenschaftlich haben möchte: pH heißt potentia Hydrogenii, zu deutsch ungefähr Mächtigkeit des Wasserstoffs (H = Hydrogenium), wird angegeben als negativer dekadischer Logarithmus der Wasserstofffionen-Konzentration, wobei PH 7,0 die Grenze zwischen sauer und alkalisch darstellt, also gleichbedeutend ist mit „neutral". Da es sich um eine negative Grösse handelt, ist der Wert eines pH-„Wertes" um so größer, je kleiner die Zahl ist. Der Magensaft mit pH 1,77 ist also wesentlich saurer als etwa Milch mit pH 6,5–6,9. Immerhin ist auch Milch nicht neutral, sondern leicht sauer, während Blut (pH 7,41) leicht alkalisch ist. Bemerkenswert scheint mir, dass die Haut einen pH-Wert von 5,5 (Frauen) und 5,0 (Männer) besitzt, also erheblich saurer ist als das Blut, das gar nicht sauer ist, sondern leicht alkalisch wie gesagt. Aus all dem geht hervor, dass die Männer leicht saurer sind als Frauen (zumindest ihre Haut, aber auch der Blut-pH der Männer liegt mit 7,39 unter dem Blutwert der Frauen mit 7,41), woraus hervorgeht, dass Frauen einen größeren Spielraum zum sauren Bereich hin haben als Männer, – was zum Beispiel bei Neurodermitis nicht unerheblich sein dürfte, da Säuren die Ekzeme buchstäblich verschärfen. Viel wichtiger ist, dass zwischen Blut-pH und Haut-pH sozusagen ein himmelweiter Unterschied klafft, da der Haut-pH-Wert den Neutralitätsgrenzwert von pH 7,0 unterschreitet, und zwar ganz erheblich. Wenn man sich das räumlich vorstellt, so befindet sich in den Hautkapillaren ein pH-Wert von 7,40 (Durchschnitt) – und wenige Millimeter darüber auf der Oberhaut ein pH-Wert von 5,0 oder 5,5. Zwischen Blut-pH und Haut-pH liegen also Welten – und das auf engstem Raum. Mit anderen Worten: im Hautbereich wird von Natur aus dauernd ein ungeheures Wasserstoff-Potential aufgebaut, sodass leicht einzusehen ist, dass der Organismus überzähligen Wasserstoff (dank zu hohem Säureanfall) einfach dorthin abschiebt, wo ohnehin dauernd Wasserstoff hintransportiert wird: in die Haut beziehungsweise in deren drei verschiedene Schichten. Leider habe ich nirgendwo Angaben darüber gefunden, wie der pH-Wert von den Kapillaren über die drei Hautschichten Unterhaut – Lederhaut – Oberhaut aufgebaut wird, wie hoch also zum Beispiel der pH-Wert der Unterhaut ist im Unterschied zum pH-Wert der Lederhaut. Nur der Wert der Oberhaut mit 5,0 bzw. 5,5 ist bekannt. Wichtige Hautprozesse finden aber unter der Oberhaut statt – oder in den untersten Schichten der Oberhaut –, auf der Grenze zwischen Lederhaut und stratum germinativum (Keimschicht der Oberhaut). Ich möchte gern wissen, wie der pH-Wert der Zwischenzellflüssigkeit in den verschiedenen Hautschichten aussieht und wie er im Laufe einer Neurodermitis-Therapie sich ändert. Da die stoffwechselsteuernden Enzyme ganz bestimmte pH-Werte verlangen, da jedes Enzym sein pH-Optimum hat, ist leicht einzusehen, welche Katastrophen sich ereignen müssen, wenn diese pH-Werte entgleisen. Aber mit diesen Gedanken habe ich Lisbeth damals verschont.

Ach, aber ach! Am Donnerstag, dem 24. September 1992, meldet Lisbeth wieder einen Rückschlag. Trotz Gamma-Linolensäure? Trotz Nachtkerzenöl? Wie das, liebe Lisbeth?

Ganz einfach: Lisbeth trank ein bisschen Champagner – und auch ein bisschen Kaffee. Jetzt ist die Haut wieder gerötet, auch dort, wo das Ekzem längst nicht mehr zu sehen war. Und alles juckt wieder. Ich will das Ganze nun doch einmal in Augenschein nehmen und statte Mutter und Kind einen Besuch ab am 26. September 1992. Zur Begrüßung reicht mir Lisbeth ein Glas Champagner wie selbstverständlich – und trinkt wie selbstverständlich mit. Und tischt Kaffee und Kuchen auf. Und ich bin fassungslos und schweige und trinke Kaffee und esse Kuchen und beobachte, wie sich die Haut auf Lisbeths Handrücken verändert zwischen 15 und 18 Uhr. In diesen drei Stunden wird die Haut, die bei der Begrüßung noch hell und glatt war und frei von Juckreiz, – diese schöne, gesunde Haut auf Lisbeths Händen – wird in diesen drei Stunden rötlich-pustelig und dick – und juckt. Und Lisbeth kratzt über die Handrücken so selbstverständlich, wie sie Champagner und Kaffee trinkt, als bemerke sie es gar nicht.

An den Beinen ist die Haut rot und rissig und hart gespannt. Die Beine sind dick wie Gartenpfosten.

Endlich gelingt es mir, Lisbeth zu überreden, wenigstens in der nächsten Woche, eine einzige Woche lang, nur sieben Tage lang, ganz konsequent asketisch zu leben, ohne Kaffee, ohne Kuchen, ohne Orangensaft und ohne Champagner. Lisbeth verspricht es mit leiser Stimme und ich weiß nicht, ob das ein Zeichen von Willensstärke ist oder nicht.

Am Montag, 28. September 1992, ruft Lisbeth an, um zu melden, sie habe ein Weizenbier getrunken, dagegen gebe es doch wohl kein Argument. Sonst sei sie ganz „brav" gewesen, habe nur Milch getrunken und Molke und Nieren-Blasen-Tee und Fenchel-Kümmel-Tee und Mineralwasser, habe bloß Müsli gegessen und Brot und ein weiches Ei, aber nichts Verbotenes,

keinen Kaffee

keinen Schwarztee

keinen Alkohol, auch nicht Champagner, habe

keinen Zucker, auch keinen Kuchen verzehrt,

keinen Honig,

keine Marmelade

und trotzdem sehe sie heute keinen Fortschritt.

Warte noch einen Tag, empfehle ich ihr, und sei noch einen Tag brav, so viel Zeit muss sein.

Genau einen Tag später, am Dienstag, 29. September 1992, ruft Lisbeth an. Ihre Stimme klingt überglücklich. Der Juckreiz ist ‚komplett‘ (sagt sie) weggegangen. Und Arme und Hände sind völlig ekzemfrei. Auch die linke Wade ist frei und sogar abgeschwollen, nur noch am Knöchel sieht es dick aus; allerdings hat sich am rechten Bein nichts getan, das ist unverändert geschwollen und spannt und brennt und die Haut sieht aus wie Echsenhaut. Aber es bildet sich eine Art Ring, der vom Knie an abwärts wandert. Ein Wasserring. Vielleicht machen die Fortschritte ihr genügend Mut, konsequent zu bleiben.

Ja doch, Lisbeth scheint entschlossen, die Therapie nicht mehr zu gefährden. Am Mittwoch, 30. September 1992, hat sie nur Erfreuliches zu berichten. Die Beinekzeme sind nahezu ganz verschwunden und die „Echsenhaut“ ist nicht mehr so „rifflig“. Das linke Bein ist stabil schlank geblieben und im rechten Bein wandert das Wasser weiter abwärts. Der dicke Wasserring verschiebt sich zentimeterweise nach unten. Die linke Wade hat einen Umfang von 38 cm, aber die rechte misst immer noch 44 cm. Nur der schlimme Schmerz, der immer da war auf der Linie Oberschenkel-Knie, – der ist jetzt weg. Beim Gehen tut nichts mehr weh. Nichts mehr. Lisbeth spricht fröhlich, zuversichtlich, erleichtert, befreit, – dem normalen Leben wieder angenähert.

Vier Tage später, am 3. Oktober 1992, – zwei Jahre deutsche Einheit! – ruft Lisbeth schon morgens an. Nicht der Einheit wegen, die war ihr entfallen, – sondern weil auch ihre rechte Wade abzuschwellen beginnt. Die Wade, die ekelhaft dicke Wade, misst jetzt nur noch 39 cm – gegenüber 44 cm vor wenigen Tagen. In der Nacht fing es an, sagt Lisbeth, sie spürte, wie sich etwas bewegte in den Wassermassen. Wenn das kein Grund zum Jubeln ist!

Davon will ich mich überzeugen – und lade mich selber ein für den Nachmittag.

Ein Freudentag. Als ich eintreffe, strahlen und lächeln alle. Mutter Edith ist aus Tunis zurückgekehrt, um ihre gesunde und wieder schlanke Tochter in die Arme zu schließen. Edith lächelt. Lisbeth streckt mir zur Begrüßung Arme und Beine hin. Nur ein geschultes Auge kann erkennen, dass auf dieser Haut, die jetzt so ruhig, rosig und glatt, die jetzt so normal aussieht, – vor kurzem noch heftige Schlachten tobten. Jetzt scheint alles gut. Es gilt, sage ich, diesen Zustand zu fixieren, denn es ist wie beim Abstieg von einer Gipfelwanderung: er erfordert genau so viel Aufmerksamkeit wie der Aufstieg. Lisbeth lächelt. Sie ist glücklich. Der Ehemann lächelt. Das Baby schläft und scheint im Schlaf zu lächeln. Dieser schöne Zustand, sage ich, ist zerbrechlich wie Glas: zu viel Vitamine – zu wenig Vitamine: und aus ist's mit der Herrlichkeit; Kaffee etcetera, Alkohol etcetera, Kuchen etcetera – und aus ist's mit der Herrlichkeit. Zu wenig Kalium, sagt Lisbeth, – zu viel Kalium: und aus ist's mit der Herrlichkeit.

Ganz recht.

Edith versteht nicht. Sie will wissen, was zum Beispiel Kalium in einer Neurodermitis-Therapie zu suchen hat, wo doch bis jetzt immer nur davon geredet wurde, Neurodermitis sei eine Vitamin-Mangelkrankheit und sonst gar nichts. Wozu also Kalium? Und Nachtkerzenöl? Und Salzbad? Und Johannisöl-Einreibungen? Jeden Abend? Wozu das alles?

Edith setzt ihre lächel-ärmste Triumphmiene auf und zirkelt ein Löffelchen Sahne auf ihren Kuchen. Aber da übernimmt Lisbeth einen Teil der Erklärung. „Immer nach dem Salzbad," sagt sie, „war die Haut besonders gut, besonders glatt und hell, eigentlich symptomfrei, die Haut fühlte sich gut – und ich fühlte mich gut, diesen Zustand konnte ich nur über die Nacht retten, wenn ich den ganzen Körper anschließend mit Johannisöl einrieb."

Es ist Lisbeth so sehr zur Gewohnheit geworden, dass sie es am Telefon zu erwähnen vergaß. Salzbad und Johannisöl sind inzwischen eine Aktionseinheit, sagt sie, – immer noch!

„Und wozu das komische Kalium?" fragt Edith mit gewohnter Hartnäckigkeit. „Ach Gott," sagt Lisbeth, „muss ich das auch noch erklären? Eine Schwangerschaft ist ein kaliumzehrender Zustand, – nein," Lisbeth korrigiert sich, „– natürlich kein Zustand, sondern ein Vorgang, ein kaliumzehrender Vorgang." – „Na schön," unterbricht Edith ungeduldig, „aber jetzt, vier Wochen nach der Entbindung, was zehrt da noch?" Lisbeth schweigt, der Ehemann schweigt und ich überlege, wie ich den Disput friedlich beenden könnte, aber da fällt Lisbeth ein, dass sie während der „kaliumzehrenden Schwangerschaft" häufig Calcium- und Magnesium-Tabletten einnahm, aber nie und in keiner Weise Kalium, obgleich doch eine Schwangerschaft ein kaliumzehrender Prozess ist. So – logisch! – entstand ein gravierendes Missverhältnis unter den Mineralien, die normalerweise in einem strengen Mengenverhältnis zueinander stehen. „Diese Störung im Mengenverhältnis ist noch nicht beseitigt, – das ist alles," sagt Lisbeth, „– in ein paar Wochen hat sich das eingependelt."

„Womöglich," wage ich eine Ergänzung, „ist Alkohol nicht nur ein Darmflora-Vernichter, sondern auch ein Kaliumzehrer, – ein Calciumzehrer ist er sowieso."

„Womöglich," meldet sich der Ehemann zu Wort, „– ist nicht allein Alkohol ein Kalium- und Calcium-Zehrer, sondern alle Säuren, zum Beispiel Kaffeesäure, Gerbsäure, Fruchtsäuren, – womöglich auch Essig."

Lisbeth ist die Diskussion leid, aber der Ehemann will das Thema ordentlich zu Ende führen und gibt zu bedenken, dass man auch nach dem Verhältnis von Ekzemen und Ödemen fragen könnte, - und gibt die Antwort gleich selber und ich staune, wie sehr er sich in die verwickelten Zusammenhänge schon versenkt hat. „Wenn mittels bestimmter Vitamine," erklärt er, „bestimmte Ekzeme verschwinden und mittels Kalium bestimmte Ödeme und wenn Ekzeme und Ödeme gemeinsam auftreten, – dann darf zwischen beiden ein Zusammenhang vermutet werden, sofern es überhaupt einen Zusammenhang zwischen Vitaminen und Mineralien gibt."

„Natürlich gibt es den," sagt Lisbeth, „alles hängt mit allem zusammen, der Mensch ist ein Ganzes."

Vielleicht wählt ein Medizinstudent eines Tages als Doktorthema „Die Unterschiedlichkeit in den Symptomen bei absolutem und relativem Mineralienmangel beziehungsweise bei komplementärem und maskiertem Mineralienmangel und dies jeweils bei absolutem und relativem Vitaminmangel," denke ich, – ohne es zu sagen.

„Amen!" sagt der Ehemann, als habe er meine Gedanken hören können, „darauf stoßen wir an" – und geht und holt eine Flasche Champagner. Habe ich nicht vorhin etwas gehört über den Mineralienzehrer Alkohol?

„Theorie und Praxis," sagt der Ehemann entschuldigend, „– liegen nicht immer so nah beieinander."

Alle schweigen – und Lisbeth ist nahe daran zu weinen. Dass sie nicht stillen kann, schmerzt sie noch immer und ist zum wenigsten ihre Schuld. Diskret nimmt der Ehemann die Flasche und trägt sie in die Küche.

„Erst wenn nachgewiesen ist, dass die Weibchen von homo sapiens Champagner tranken, darf die Flasche geöffnet werden," schlage ich vor. Also in den Ausguss damit, sagt Lisbeth und macht Anstalten, den teuren Inhalt auszuschütten, – vor den Augen des entsetzten und vor Entsetzen stummen Ehemannes, der die Flasche packt und in Richtung Kellertür verschwindet.

Eine grausame Schweigeminute entsteht. Ich versuche, einzulenken.

„Nur für die nächsten drei Monate," sage ich, – zwei Monate, um die Hautstruktur zu stabilisieren, einen Monat, um aus der Therapie auszuschleichen, – also bis Weihnachten. Danach: chacun à son goût.

Das Baby schreit. „Protest gegen dich." sagt Edith, mühsam scherzend, – offenbar trauert sie dem verschwundenen Champagner am meisten nach.

„Nein," sagt Lisbeth mit neuer Entschlossenheit, „das ist ein akustisches Ausrufezeichen. Beschlossen und verkündet: kein Alkohol bis Weihnachten!"

Bravo, Lisbeth! – Hoffentlich übersteht ihr guter Vorsatz die nächsten Wochen.

Als wollte sie meine Zweifel zerstreuen, sagt sie zum Abschied: hätte ich mich auf Cortison eingelassen oder auf Antibiotika, – wer weiß, wie ich heute aussähe! Zufrieden schweifen ihre Augen über Hände, Arme, Beine und Knöchel.

Die Füße sind noch zu massig und zu rot, – also nicht nachlassen!

„Ich lasse nicht nach." verspricht Lisbeth und lächelt wieder.

So endete der dritte Oktober 1992 für die Jungmutter Lisbeth.

Vier Wochen später, am 3. November 1992, schickte Lisbeth ein Foto. Es zeigt ein ekzem- und ödemfreies Bein. Nun also, Lisbeth hat die Therapie, die schwierigste bisher, glücklich bis zur Halbzeit durchgehalten. Nun konnte ja wohl nichts mehr schiefgehen. An Weihnachten wird ihr Söhnchen vier Monate alt, – es wird sozusagen genau so alt sein wie die Therapie. Lisbeths Neurodermitis, das sogenannte „atopische Ekzem", wird dann nur noch eine böse Erinnerung sein, – ohne Cortison und Antibiotika.

Nachbetrachtung zum Fall Lisbeth

Lisbeth hielt Wort

Sie tat es auf ihre souveräne Weise. Bereits eine Woche vor Weihnachten erklärte sie die Therapie für beendet – und lud zum Adventskaffee samt Christstollen. Kaffee plus Zuckerzeug, – das waren gleich zwei Verstöße gegen die bisherigen Bedingungen. Aber offenbar schätzte Lisbeth ihre Hautsituation richtig ein, denn weder Rötung noch Juckreiz meldeten sich zurück.

„Und sollte jemals wieder ein Neurodermitis-le sich melden, so weiß ich Bescheid." sagte sie, „– Ein Becherle Molke, ein paar Vitamin-le," „– ein bissle Verzicht auf Kaffee und Kuchen," wagte ich zu bemerken, „– und die Sache ist geritzt."

Frohgemut zeigte Lisbeth ihren Vorrat an Molke und Vitaminen im Kühlschrank, ausreichend für gut und gern vier Wochen. „Meine Rückversicherung," sagte sie, „– im übrigen hab ich's im Griff, ich ernähre mich bewusster und betrachte die Verbotsliste nicht als Jux."

Stolz präsentierte sie ihre wieder makellosen Beine.

Lisbeths maßloses Ekzem war geheilt. Ihr Fall hat noch einmal die schon bei Martin gewonnenen Grundzüge der schnellen und tiefgreifenden Neurodermitis-Therapie auch unter außerordentlich schwierigen Bedingungen bestätigt:

Stress, Schlafmangel, Nervenbelastung fördern Juckreiz und Rötung Alkohol, Kaffee, Schwarztee, Fruchtsäuren, Zucker fördern Juckreiz, Rötung und Vergröberung des Hautreliefs (in Lisbeths Sprache „rifflige Echsenhaut").

Anders gesagt: Zu den unverzichtbaren Elementen jeder Neurodermitis-Therapie gehören:

• die absolut strenge Dosierung der B-Vitamine

- die absolut regelmäßige Zufuhr von Molke
- die absolut strenge Einhaltung der Verbotsliste für die Dauer von vier Monaten
- eine mineralienreiche Ernährung
- ausreichend Schlaf – und möglichst viel Ruhe.

Heilungsfördernd wirken Salzbäder und Einreibungen mit Johannisöl.

Obgleich die junge Mutter Lisbeth gelegentlich gegen die Verbotsliste verstieß, gelang es doch, das nach Umfang und Intensität größte Ekzem, das mir je unter die Augen kam, im üblichen zeitlichen Rahmen zu heilen. Ob die Heilung noch schneller vonstatten gegangen wäre ohne diese Verstöße, bleibe dahingestellt. Ich denke: ja. Aber junge Mütter verdienen Nachsicht, wenn sie Vorsätze und Versprechen brechen. Lisbeths guter Wille zerschellte vor allem an der banalen Hürde, die Ernährung – v o r ü b e r g e - h e n d ! – einzuschränken, aber auch an der geforderten Mindestmenge Schlaf. Die allzu karge Schlafmenge ging zum wenigsten auf ihr Konto. Neugeborene sind in ihrem Schlafverhalten nun einmal nicht steuerbar, so wenig wie ihre Magen-Darm-Probleme. Lisbeths Kind litt anfänglich unter erheblichen Verdauungsproblemen oder – wie sie sagte – an Nabelkoliken. Da das Kind nicht anders zu beruhigen war als durch ständiges Hinundhertragen, nahm Lisbeth den weinenden kleinen Sohn auf den Arm und trug ihn stundenlang in der Wohnung umher. Nur dieser ruhig-enge Kontakt mit dem mütterlichen Körper und die gleichförmige Bewegung besänftigten das Kind. Leider beschränkte sich dieses ambulante Besänftigungsmanöver nicht auf den Tag, sondern dehnte sich auch auf die Nacht aus. Auch nachts trug die ekzem- und ödemgeplagte Lisbeth ihr Kind stundenlang umher. Junge Mütter kennen in der Selbstaufopferung offenbar keine Grenzen. Wahrscheinlich hätte ich in ähnlicher Situation ähnlich gehandelt.

Aber permanenter Schlafentzug bedeutet permanenten Stress. Und im Stress produziert der Körper vermehrt Adrenalin, reduziert aber die Produktion von Lymphozyten, also von jenen Zellen, die für Abwehr und Heilung entscheidend sind. So erklärt sich, dass Schlafmangel für jeden Heilungsprozess von Übel ist. Für Neurodermitis gilt dies in erhöhtem Maße, da sie eine Doppelerkrankung von Haut und Nerven darstellt. Lisbeths Stresssituation wurde noch zusätzlich verschärft durch ihre wohlmeinenden Freunde, die einen regen Besuchsverkehr entwickelten, vielleicht weil das sensationelle Ekzem ihre Neugier reizte, vielleicht aber auch ebenso dessen unübliche Therapie.

Lisbeth hat all diese Widrigkeiten überstanden und weiß, dass eine wiedererlangte Gesundheit kein Zustand ist, sondern ein dauernder PROZESS, der nach bestimmten Regeln abläuft, die mittlerweile jedem Wohlmeinenden klar geworden sein dürften. Wer diese Regeln beachtet, der darf mit Recht sagen: **Nie wieder Neurodermitis.**

FALL JURIST

Bart-Hals-Fuss-Ekzem

Wie sehr Alkoholmissbrauch die Entstehung einer Neurodermitis fördert, zeigte sich bei einem Mann, der – auf Empfehlung von Lisbeths Mutter – mich in den letzten Novembertagen des Jahres 1994 aufsuchte.

Der Mann, ein stattlicher Fünfziger, erschien mit einem unansehnlichen mehr als Drei-Tage-Bart. Er entschuldigte sich, aber die Haut zwischen Kinn und Schlüsselbein sei derart rauh und rissig, stellenweise mit Krusten durchsetzt, die auch noch ein fürchterlich brennendes Sekret absonderten, dass er seit einer Woche sich nicht mehr rasieren könne. Und um ehrlich zu sein, fuhr er fort, - er wasche sich auch nicht mehr, weil Wasser auf der Haut brenne wie Feuer. Nicht nur am Hals, auch im Gesicht, obgleich im Gesicht noch nicht viel zu sehen sei, ausgenommen ein paar rote Punkte. Aber der Juckreiz mache ihn verrückt.

Ich versuchte, den Mann zu beruhigen. Das übliche Bild einer Neurodermitis, nichts weiter.

„Nichts weiter, sagen Sie? Das ist eine Tragödie! Wer das nicht durchgemacht hat, weiß nicht, wovon ich rede."

Er kratzte sich am Hals, unterbrach das Kratzen und stöhnte.

„Warum bricht das gerade jetzt aus?" fragte er erregt, „Warum gerade am Hals? Warum nirgends sonst? Haben Sie dafür eine Erklärung?"

Er beteuerte, seine Essgewohnheiten seit Jahren nicht geändert zu haben, er lebe seit Jahren vernünftig, rauche nicht mehr, esse kein

Fleisch, verabscheue Schinken, wenn er überhaupt Fleisch esse, – dann Fisch! Von Fisch komme „das" ja wohl nicht.

Die Nachfrage ergab, dass der Mann zwei Wochen vorher an Grippe erkrankt war, dass der Hausarzt eine Arznei namens Amoxicillin verordnet hatte, ein Antibiotikum, das der Kranke nach Vorschrift einnahm: dreimal täglich zwei Tabletten. Das Ergebnis war verheerend: Die Grippe besserte sich überhaupt nicht, statt dessen kamen Bauchschmerzen hinzu. Der Mann blieb eine ganze Woche im Bett, dann war die Amoxicillin-Packung aufgebraucht – und das Ekzem erschien. Dazu der unsäglich brennende Juckschmerz.

Amoxicillin gehört zu den Penicillinen, es wirkt (oder soll wirken) antibakteriell. Eine Grippe wird in aller Regel von Viren ausgelöst: warum um alles in der Welt wurde hier ein Anti-Bakterium verordnet?? Ein Bakterienkiller gegen Viren?

Mir schien, der Sachverhalt war simpel genug: neben Bauchkrämpfen hatte das Mittel nur eins bewirkt: es zerstörte die Darmflora. Folge – wie bekannt – : die Aufnahme der B-Vitamine wurde verhindert und damit die Neurodermitis hervorgerufen.

„Ist das die ganze Erklärung?" fragte er enttäuscht, „Ein Antibiotikum als Auslöser einer Neurodermitis?"

Der Mann (Jurist) war berufsbedingt misstrauisch. Einen Zusammenhang zwischen Darmflora und Vitamin-Resorption kannte er nicht und sah er nicht. Glaubte er nicht.

Andererseits räumte er ein, regelmäßig große Mengen Kaffee zu trinken, morgens zwei Tassen (schwarz), eine Tasse nach dem Mittagessen (schwarz und stark), im Lauf des Nachmittags noch einmal zwei Tassen (süß, mit Sahne), – im Schnitt, sagte er, vier bis sechs Tassen pro Tag, das variiere je nach Terminkalender: er war ein Mann des sogenannten öffentlichen Lebens. Aber natürlich trank er auch Wein. Rein berufsbedingt. Und abends einen Schoppen oder auch zwei, je nach Veranstaltung. An einem freien Abend zu Hause trinke er auch schon mal eine ganze Flasche, sagte er, – erstklassige Qualität, versteht sich.

Er sprach ärgerlich, als sei ihm die Beantwortung meiner Fragen lästig. Während des Gesprächs erschienen immer mehr rote Punkte zwischen den grauen Bartstoppeln, und der Mann fing an, sich im Gesicht zu kratzen, entschuldigte sich und erklärte, er müsse kratzen, es sei zu schlimm.

Ich resümierte: Antibiotikum trifft auf alkohol-vorgeschädigte Darmflora, – das kommt einer hohen Garantie für Neurodermitis gleich, – die Säureüberladung durch reichlichen Kaffeegenuss plus Weinsäure noch nicht gerechnet.

Aber dem Mann leuchtete meine Analyse nicht ein. „Wäre es so,“ sagte er, „dann müsste der Umkehrschluss gelten: Ende der Neurodermitis nach Wiederherstellung der Darmflora.“

„Nach Wiederherstellung der Vitaminresorption.“ verbesserte ich.

„Überzeugt mich nicht,“ sagte er mit saurem Lächeln, „was haben B-Vitamine mit meiner Haut, mit meinem Ekzem zu tun? Mit Nerven – ja! Aber mit Haut?“

Ich versprach ihm, bei Gelegenheit eine Übersicht über den Wirkungszusammenhang von B-Vitaminen und Hautphänomenen zusammenzustellen und empfahl ihm außerdem, im Lexikon das Stichwort Pellagra nachzuschlagen.

„Pellagra!“ rief er ungehalten, „– Was soll nun das schon wieder.“

Immerhin wusste er, dass Pellagra eine altbekannte Vitaminmangelkrankheit ist.

„Vergleichen Sie die im Lexikon genannten Pellagra-Symptome mit Ihren eigenen – und Sie werden erkennen: jede weitere Diskussion erübrigt sich.“

Na schön, sagte er, er werde es tun, aber er verlangte eine Erklärung dafür, dass das Ekzem gerade am Hals ausgebrochen war, und nicht an den Beinen oder an den Armen.

„Das Ekzem bricht vermutlich an der schwächsten Stelle aus – zum schwächsten Zeitpunkt," begann ich meine Erklärung, „den schwachen Zeitpunkt haben wir gefunden: Bakterienkiller trifft auf alkohol-ramponierte Darmflora; die schwächste Stelle erklärt sich vielleicht durch – ein allzu scharfes Rasierwasser?" Ich machte eine Pause und war erstaunt, ihn ganz ohne Widerrede zu finden.

Das möchte wohl so sein, sagte der Mann und verlangte eine genaue Anweisung, was er zu tun und zu lassen habe.

Die Empfehlung lautete wie immer: dreimal täglich einen Becher Molke plus dreimal B-Vitamine plus Verzicht auf Alkohol und Kaffee, – mit und ohne Zucker.

Vier Tage später ein empörter Anruf: Die Therapie tauge nichts, radikal nichts! Er habe alles gemacht, genau wie besprochen, aber nichts habe sich gebessert, gar nichts, der Juckreiz sei unverändert schlimm, das Ekzem gehe keinen Deut zurück, im Gegenteil, es breite sich aus, nun auch im Gesicht, – was ich dazu zu sagen habe (Jurist, wie gesagt).

Ich fragte zurück: Wieviel Tassen Kaffee pro Tag? Mit wieviel Zucker nachmittags? Wieviel Gläser Wein am Abend?

Das, sagte er, habe er nicht für relevant gehalten, er habe nun wirklich nicht eingesehen, sich da einzuschränken, da er doch sonst alles mache wie verlangt, die scheußliche Molke trinke und die Vitamine schlucke, alles dreimal täglich, – alles für nichts?

So ist das: man erklärt den Zusammenhang und die Dringlichkeit, – aber dann hält es jemand einfach nicht für nötig, darauf zu achten. Und ist noch empört.

Der Mann gab unumwunden zu, er habe wie sonst im Schnitt vier bis sechs Tassen Kaffee getrunken, mit Zucker nachmittags, natürlich! Abends diverse Gläser Wein – wie sonst auch.

Ich stellte den Mann vor die Wahl: entweder kompromisslos Kaffee, Zucker, Wein zu streichen auf nullkommanull – oder auf die

Therapie zu verzichten und sich der offiziellen Medizin anzuvertrauen.

„Also Cortison und nochmal Antibiotika." sagte der Mann resigniert. Dann schwieg er eine Weile. Dann teilte er mit, er werde in Gottes Namen zur Probe mal eine Woche lang auf Kaffee und Wein verzichten, – eine Woche! Länger nicht, denn im Grunde sei er noch immer nicht überzeugt.

Na, dann lass es doch, dachte ich, wahrscheinlich sollte ich aufhören, den Leuten einen Weg zu zeigen, wie sie von ihrer Neurodermitis herunterkommen können, wahrscheinlich tue ich es immer wieder nur, um immer wieder zu erfahren, dass ich Recht habe, dass meine These stimmt, wahrscheinlich will ich immer wieder einen neuen Beweis geliefert bekommen, weiter nichts, wahrscheinlich sollte ich darauf verzichten und mich mit den bisherigen Beweisen begnügen, wahrscheinlich sollte ich mich damit begnügen, zu w i s s e n , dass ich Recht habe, – und aufhören, es immer wieder aufs neue e r l e b e n zu wollen. Ich sollte diesen Fall noch lösen wie ein Detektiv seine Fälle löst und dann: gute Nacht, schnöde Welt.

Zwei Tage später rief der Jurist wieder an. Um der Wahrheit die Ehre zu geben, sagte er, – der Juckreiz werde wesentlich schwächer, sei eigentlich so gut wie verschwunden, – ein Etappensieg, – aber ekzem-mäßig tue sich noch nicht viel.

Ich erklärte ihm, die Wiederherstellung der Hautstruktur und des Darmmilieus dauere ein bisschen länger, er möge sich gedulden.

Er geduldete sich zwei volle Wochen, dann meldete er Vollzug, Ekzem ex, – Heilung „letztlich" doch verblüffend schnell. Der Mann wollte ein Lob hören.

Wie? Ich sollte i h n loben? – Nicht etwa er – mich? Ja doch, er war es, der das Zeug schluckte, er war es, der auf seine Lieblingsgifte verzichtete, er war es, der auf alles penibel achtete, richtig, er verdiente ein Lob.

Dann stellte er fest, er fühle sich insgesamt wohler als vor dem Ekzem, – aber nun sei die Sache wohl ausgestanden. Ich widersprach. Leider ohne Erfolg. Der Mann teilte ungerührt mit, er werde ab sofort das Zeug nur noch gelegentlich schlucken, zumal ja nichts mehr zu sehen sei.

Und so kam, was kommen musste: das Ekzem meldete sich zurück. Nun nicht mehr im Gesicht oder am Hals, sondern an den Füssen. Im Bereich der Knöchel waren Rötungen aufgeflammt, rauh und rissig. Der Mann kam, um mir sein Elend vorzuweisen. Da es Winter war, trug er Wollsocken, was den Juckreiz verstärkte. Er jammerte und erlaubte sogar, dass ich die Ekzeme fotografierte. Drei Tage vor Weihnachten.

Natürlich hatte er auch wieder Kaffee getrunken wie sonst, und Wein – wie sonst, auch Sekt! Privat sei er ein schwacher Mensch, sagte der Mann, es gehe einfach nicht ohne eine Pulle am Abend, sein Beruf sei anstrengend, ob ich dafür kein Verständnis habe.

Als ob es darum ginge! Offenbar war der Juckschmerz noch größer, noch brennender als die Ekzeme vermuten ließen. Der Mann kratzte sich an den Füssen mit verzerrtem Gesicht und stöhnte und stöhnte. Was ist schlimmer, fragte ich ihn, diesen Juckreiz ertragen zu müssen – oder ein paar Wochen auf gewisse Genüsse zu verzichten. Er sagte nichts, starrte nur verzweifelt auf die entzündeten Füße. Als ich ihm riet, unter den Wollsocken – Baumwollsocken zu tragen und die entzündeten Füße mit Öl einzureiben, schaute er mich verblüfft an und sagte: das leuchte ihm ein. Und nun war er bereit, das Ganze von vorn zu exerzieren, bis zum richtigen Ende dieses Mal, einschließlich einer mehrwöchigen Ausschleichphase. Zwei Wochen blieb der Mann konsequent abstinent und nahm dann gelassen zur Kenntnis, dass das Ekzem wieder verschwand, sogar schneller als der Juckreiz, sagte er am Telefon, als er in den ersten Januartagen des Jahres 1995 anrief.

Schneller als der Juckreiz?

Ich sagte ihm auf den Kopf zu, dass er entgegen unserer Absprache – Fruchtsäfte getrunken hatte. Nur Apfelsaft, sagte er und tat, als habe er nie davon gehört, dass alle Fruchtsäfte für die Dauer der Therapie gestrichen sind, einschließlich Apfelsaft. Gegen Gemüsesäfte wäre nichts einzuwenden gewesen.

Das Problem bestand darin, dass der Mann während der Weihnachtsfeiertage allen Wein- und Champagnerverführungen tapfer widerstanden hatte, sogar das kleinste Tässchen Mokka hatte er abgelehnt, aber an Silvester wollte er sich wenigstens – naturreinen – Apfelsaft gönnen, statt immerzu bloß Mineralwasser, Kräutertee und Molke.

Es klang, als verdiene einer, der an Silvester die therapeutischen Anweisungen befolgt, die Tapferkeitsmedaille.

Ich riet ihm, seine Apfelsaftsünden wenigstens mit Milch oder Quark abzumildern oder mittels Calciumtabletten. Er nahm es schweigend zur Kenntnis.

Ende Januar, bei seinem letzten Besuch, als ich die geheilten und juckreizfreien Füße wieder fotografieren durfte, tat er, als gewähre er mir eine göttliche Gnade. Er habe, sagte er, während ich auf den Auslöser drückte, auch die Calciumtabletten genommen, – nicht schlecht! urteilte er, – alles in allem habe das Ganze doch recht positiv gewirkt, er werde die Elemente der Therapie bis zu einem gewissen Grad in seinen Ernährungsplan einbauen, d.h. ab und zu Molke trinken, ab und zu B-Vitamine schlucken und ab und zu Calcium nehmen, denn (und das schien der Höhepunkt der Mitteilungen zu sein), denn – man höre! – seine Kollegen hätten ihm bestätigt, er sähe besser aus als vordem, vor allem – jünger! Wenn das kein Grund sei, bei der Stange zu bleiben!

Außerdem, sagte der Mann, die Calciumtabletten hatten einen schönen Nebeneffekt, jahrelang hat er gelitten unter Schwitzattacken am Kopf, vor allem nachts, sodass das Kopfkissen manchmal regelrecht nass wurde, – diese Schweißanfälle haben jetzt aufgehört, sagte er, – völlig aufgehört, obgleich die Ärzte ihm früher gesagt hatten, dagegen sei nichts zu machen.

„Aber Schweißattacken am Kopf sind immer ein Zeichen von Calciummangel," sagte ich, – so steht es in meinem Homöopathiebuch, – dass sie nach Calcium verschwinden, ist zu erwarten, – logisch. Der Mann verabschiedete sich und kommentierte die geglückte Therapie – samt dem schönen Nebeneffekt – mit der für einen vielbeschäftigten Herrn wohl größtmöglichen Ausführlichkeit, indem er sagte: Tja!

Zehn Monate später, im November 1995, erschien der Mann unvermutet wieder, – nicht, um den guten Zustand seiner Haut zu demonstrieren, – daran hatte er sich schon wieder gewöhnt, – sondern um mir von einem neuen Fall zu berichten, einem besonders traurigen und dramatischen Fall, an dem bereits drei Ärzte sich vergeblich versucht hatten.

Ich winkte ab.

Dass ich das Prinzip Neurodermitis durchschaut habe, den Teufelskreis aus Darmelend und Vitaminmangel, die sich wechselseitig hochschaukeln, – war Zufall – oder Glück, – nichts weiter. Wäre Sohn Martin nicht erkrankt, hätte Martin keine Neurodermitis entwickelt, – hätte ich wohl nicht weiter darüber nachgedacht, nachdem ich das Material des Apothekers durchstudiert hatte. Zunächst war da ja nichts weiter gewesen als ein zartes Aha!-Erlebnis: Pellagra! Aha! Sowas gibt es! – Mehr war nicht. Ohne Martins Problem hätte ich das alles schnell wieder vergessen, hätte mich nicht weiter mit dem Zusammenhang von Darmzustand und Vitaminversorgung beschäftigt, hätte mich nie um die Funktion der B-Vitamine im einzelnen gekümmert –, hätte nie …

Der Mann unterbrach meinen Abwiegelungsversuch. „Es handelt sich um meine Schwester," sagte er, „– sie hat Psoriasis – u n d dazu wahrscheinlich jetzt auch noch Neurodermitis, es wird viel herumgerätselt." Ob ich nicht eine Idee habe, wie der Sache beizukommen wäre. „Ich habe keine Ahnung." sagte ich, – aber im selben Moment schoss es mir durch den Kopf, blitzartig: ja! hab ich gelesen, im Klinischen Wörterbuch, Ausgabe 1977: Lepra Graecorum gleich Psoriasis vulgaris, – eine der Varianten von Pellagra. Alles klar. Aber ich sagte nichts, während ich dachte: eine Variante von Neurodermitis, hier kommt zum Oberhautproblem und zum Nervenproblem noch ein spezielles Problem dazu: das Problem der Steuerung und Koordinierung der Aktivität der Keimschicht der Haut, welche sich befindet an der Nahtstelle zwischen Oberhaut und Lederhaut, genau da, im stratum germinativum, wo auch die Hautpigmente hergestellt werden, es ist ein Regulationsfehler, ein Steuerungsfehler an einer Stelle, wo entwicklungsgeschichtlich zwei Keimblätter aufeinandertreffen, nämlich Ektoderm und Mesoderm, denn Lederhaut und Unterhaut entstammen dem Mesoderm, während Oberhaut und Nerven dem Ektoderm entstammen, – das Mesoderm unterliegt aber dem Bioregulator Vitamin A, die ektodermalen Gewebe aber Vitamin B; also treffen hier zwei Vitaminprobleme aufeinander, – man bräuchte wahrscheinlich bloß die Neurodermitistherapie zu erweitern um den Faktor Vitamin A. Wer weiß… Aber ich verschwieg meine Überlegungen und sagte bloß noch einmal: „Ich habe wirklich keine Ahnung."
„Das glaube ich Ihnen nicht," sagte der Mann, – und verließ mich kopfschüttelnd mit einem langen Blick.
Da beschloss ich, meine gesammelten Erfahrungen mit Neuro-

dermitis nun aber schnell zu veröffentlichen. Denn Neurodermitis zu heilen, ist kein Hexenwerk. Wer diese Berichte gelesen hat, wird mir beipflichten. Und er wird imstande sein, bei Bedarf sich selber zu helfen. Oder – noch besser: er wird imstande sein, eine Neurodermitis zu vermeiden.

Etwas Besseres könnte ich mir nicht wünschen.

Nachwort

Wer das Prinzip Neurodermitis durchschaut hat, kann Neurodermitis heilen.

Das Prinzip Neurodermitis besteht in der Trias **Darmverfassung – Vitaminresorption – Haut/Nervenzustand.**

Längerfristig ist der Zustand der Haut nicht besser als der Zustand des Darms, denn die Vitamin-Resorption kann nicht besser sein als die Darmverfassung. In allen hier berichteten Fällen ging dem Ausbruch der Krankheit eine mehr oder minder deutliche Darmschädigung voraus, sei es durch eine Antibiotikabehandlung, sei es durch Alkohol – oder durch eine Kombination beider, sei es durch langjährige Fehl- und Mangelernährung, sei es durch zu viele darmschädigende Säuren.

Dass das Thema Vitaminresorption – und damit das Thema Darmverfassung bei Neurodermitis so wenig in den medizinischen Blick gerät, mag damit zusammenhängen, dass das Thema Vitamine hierzulande für erledigt gilt. Nach dem Motto: In Europa gibt es mehr als genug zu essen. Dabei sollte das Thema Vitamine gerade jenen auf den Nägeln brennen, die mit ihrer antibiotika-betonten Verordnungspraxis zum Ruin der Darmflora nicht wenig beitragen. Und weil sie sich angewöhnt haben, Neurodermitis als Allergie (oder Atopie) zu betrachten, verzichten sie auch darauf, die Zunge eines Neurodermitikers zu inspizieren, obgleich gerade die Zunge genügend Hinweise liefert zum Versorgungsgrad mit B-Vitaminen.

Auch die naturmedizinisch orientierte Ärztin Dr. med. Sigrid Flade interessiert sich für den Zustand der Zunge nicht im Zusammenhang mit Neurodermitis, – die sie doch „natürlich" behandeln will (**Neurodermitis natürlich behandeln**, 2. Aufl. 1991). Flade bietet eine Reihe von Außenseitermethoden an wie Blaulicht-Bestrahlungen, Dauerbrausen, Eigenblutinjektionen, Klimakuren oder Weizengrassaft, aber sie beschäftigt sich leider nicht mit den Symptomen eines Vitamin-B-Mangels. Schade. Immerhin stellt Flade fest, dass durch einen „kranken" Darm zu wenig Mineralien, Spurenelemente und Vitamine aufgenommen werden, sie konstatiert sogar, dass „die Wurzel des Übels im Darm" steckt, – aber die Schlussfolgerung daraus zieht sie nur halbherzig, wenn sie empfiehlt, den Darm zu entsäuern und eventuelle Pilzinfektionen zu bekämpfen, im übrigen aber wie ihre Kollegen die Ursache für Neurodermitis in einer Allergie sucht. Wie andere Mediziner begibt sich auch Flade auf die Suche nach „Allergenen", die sie vorwiegend in der Nahrung vermutet, vor allem in Milch und Eiern. Sigrid Flade ist ihren Kollegen einen Denkschritt voraus, wenn sie den Darm in ihre Überlegungen einbezieht, – aber eben nur einen. Dieser eine reicht zur Entwicklung einer kausalen Therapie nicht aus. Und so kann auch Flade keinen einzigen Neurodermitiker präsentieren, den sie in einem überschaubaren Zeitrahmen auf Dauer geheilt hätte.

Ganz unerträglich ist der Gedanke, dass selbst Säuglinge von Neurodermitis befallen werden können. Welche Voraussetzungen müssen erfüllt sein, damit so etwas geschieht?

Die Wurzel des Übels liegt auch hier im Darm. Man braucht sich nur klarzumachen, dass die Darmflora eines Säuglings, – genauer: eines sogenannten Brustkinds zu neunzig Prozent aus rechtsdrehenden Milchsäurebakterien (Lactobacillus bifidus) besteht, – sofern keiner dazwischenpfuscht. Der Säuglingsdarm ist wohl nicht zufällig so ausgerüstet wie er es von Natur ist. Seine – gesunde – Darmflora befähigt den Säugling, Muttermilch zu verarbeiten. Das Magen-Chymosin ist zuständig für die Aufbereitung von Milcheiweiß, die Darmbakterien für die Aufschließung von Milchzucker – und die Versorgung mit B-Vitaminen.

„Verträgt" ein Säugling weder Muttermilch, noch Nährlösungen auf Milchbasis, so muss eindringlich nach der Verfassung des Säuglingsdarms gefragt werden, ehe vorschnell von Allergie oder Milchunverträglichkeit geredet wird. Es ist immerhin denkbar, dass die von der Natur vorgesehene Ausrüstung des Säuglingsdarm mit Lactobacillus bifidus verhindert oder zerstört wurde dank bestimmter Praktiken, wie sie auf so mancher Entbindungsstation Standard geworden sind. Die Rede ist von der ominösen Tuberkulose-Impfung. Durch diese Impfung wird der Säugling darauf konditioniert, Tuberkelbazillen anzugreifen und zu vernichten. Aber leider ist das von Robert Koch 1882 entdeckte Mycobacterium tuberculosis gattungsverwandt mit Milchsäurebakterien, z. B. mit Lactobacillus bifidus. Und so geschieht, was nicht beabsichtigt ist; der Tbc-geimpfte Säugling ist darauf konditioniert, sowohl die Tuberkelbazillen zu attackieren, als auch die eigene Darmflora. Ohne diese aber nimmt das Unheil seinen Lauf. Nach meiner Auffassung braucht ein Säugling seine unversehrten Darmbakterien viel dringender als einen Schutz gegen Tuberkulose, – gegen welche er vielleicht dank einer intakten Darmflora ohnehin geschützt wäre. Schließlich ist das Immunsystem zu 70 % im Darm lokalisiert. Fazit: wenn Tbc-geimpfte Säuglinge an Neurodermitis erkranken oder eine Milchunverträglichkeit entwickeln, ist das nur eine logische Folge dieser Impfung. Zu allem Verdauungselend kommt so noch das Hautelend dazu. Wenn die eifrigen Ärzte doch nicht nur an Tbc denken würden, sondern auch an die lebensnotwendigen Darmbakterien! Aber solange Neurodermitis als Allergie gilt und nicht als Folgeerkrankung einer Darmschwäche, wird sich an der Impfpraxis nicht viel ändern.

Dabei ist das Thema Allergie in der heutigen Medizin ohnehin ein Trauerspiel. Auch wenn immer raffiniertere Strategien ausgetüftelt werden zum Aufspüren von sogenannten Allergenen, so ändert das an der falschen Auffassung dieser Art von Krankheit nichts. Denn nach allgemeiner Überzeugung liegt einer Allergie eine Immunschwäche zugrunde oder – wie es auch heißt: das Immunsystem spielt verrückt.

Nein, einer Allergie liegt keine Immunschwäche zugrunde, sondern das, was ich eine – Alarmierungsschwäche nenne. Von einer Allergie spricht man, wenn der Körper einen harmlosen Reiz für eine feindliche Attacke hält, wenn der Körper sich in seiner Wahrnehmung gleichsam irrt, wenn er Freund und Feind nicht mehr unterscheiden kann, sondern nahezu jede „Annäherung" eines Reizes für gefährlich hält und vehement abzuwehren beginnt, wo es eigentlich nichts abzuwehren gibt. Wenn er also mehr oder weniger blind Alarm schlägt.

Aber warum tut er das? Warum schlägt er blind Alarm? Das ist die Grundfrage jeder Allergie. Aber statt dieser Frage nachzugehen, werden abenteuerliche Spekulationen darüber angestellt, weshalb zum Beispiel Kinder aus der ehemaligen DDR weit weniger allergieanfällig waren (und sind??) als Kinder in den alten Bundesländern. Man diskutiert den höher entwickelten Lebensstandard im Westen, vor allem die angeblich höher entwickelte Hygiene in den westlichen Ländern und den generell höheren Stress als Ursache und dann werden Allergien bekämpft mittels Desensibilisierung und/oder Cortison als Reaktionsdämpfer. Das kommt mir so vor, als wollte man den Hunger in der Welt bekämpfen mit Hilfe von Appetitzüglern. Richtiger wäre es ja wohl, den Leuten ausreichend zu essen zu geben, wie es richtiger wäre, den Körper und das heißt: seine Zellen so auszustatten, dass sie nicht mehr blind Alarm schlagen.

Je schwächer ein Draht, desto stärker leitet er Strom. Je schwächer, je defizitärer die mineralische Ausstattung einer Zelle ist, desto stärker „leitet" sie Reize weiter. Es handelt sich hierbei um elektro-chemische Vorgänge in der Zelle. Ein mineralisches Defizit führt zu einer unkontrollierten Alarmbereitschaft, wobei die Zelle die Reize nicht mehr selektiert, sondern nur noch registriert. Das mineralische Defizit beraubt die Zelle ihrer sogenannten immunologischen Toleranz, die notwendig ist, um in einem Wahrnehmungsspielraum unterscheiden zu können zwischen – sagen wir: Blütenduft und Salmiakgeist, wobei es hier nicht um ästhetische Duft-Eigenschaften geht, sondern um elektro-chemische Reiz-Potentiale. Eine mineralisch unterbilanzierte Zelle wehrt ab, wo es nichts abzuwehren gibt, weil ihre mineralische Unterbilanz zu einer gesteigerten elektro-chemischen Signalstruktur führt, die gleichbedeutend ist mit der geschrumpften immunologischen Toleranz.

Wer eine Allergie „kausal" bekämpfen will, muss also die elektro-chemische Stabilität der Zelle wiederherstellen. Dies geschieht über kolloidal gebundene Mineralien. Eine bestimmte Pflanze besitzt kolloidal gebundene Mineralien in einer Fülle und in einer Relation zueinander, wie sie für den menschlichen Organismus geradezu ideal genannt werden darf. Die Pflanze heißt – Brassica oleracea, – besser bekannt unter dem Namen „Weißkohl", – Weißkraut. Oder einfach: Kraut.

Die Frage nach dem Grund für die weit niedrigere Allergie-Rate „drüben" im Vergleich zur hohen Allergie-Rate in den alten Bundesländern beantwortet sich leicht: der Grund ist n i c h t unsere höher entwickelte Hygiene oder unsere größere Dosis Lebensstress, – die Ursache liegt schlicht in der einfacheren, d.h. allemal gesünderen Ernährung „drüben". Kraut, Rüben und Kartoffeln als Grundnahrungsmittel sind unübertroffen und versorgen den Organismus weit besser mit Mineralien und Vitaminen und restituieren die Darmflora weit zuverlässiger als der teuerste Luxus-Fraß – oder der billigste Schnell-Imbiss.

Die mineralische Unterbilanz im Blut nachweisen zu wollen, wie das üblich ist, halte ich für einen falschen Weg, weil das Blut als zentrales Transportorgan seine Mineralienwerte konstant halten muss und möglichst lange konstant hält, – weil anders das zentrale Transportsystem zusammenbräche, das ja auch mit elektrischen Ladungen zu tun hat. Der Organismus setzt seine Prioritäten autonom. Die Erhaltung des Transportsystems Blut gehört zu den Prioritäten. Daher kann ein Organismus bereits einen erheblichen Mineralienmangel aufweisen, ohne dass sich das schon im Blut zeigt.

Vereinfacht gesagt: eine Allergie ist bereits Zeichen eines Mineralienmangels, auch wenn die Blutwerte noch anders lauten. Die Allergie selber ist schon ein Indikator für mineralische Defizite.

Man mache die Probe und trinke von Frühsommer bis Herbst täglich ein bis zwei Becher f r i s c h gepressten Weißkohlsaft – und man wird die Allergien schwinden sehen, eh dass die Blätter von den Bäumen fallen. So geschehen bei allen meinen Kindern.

Darum behaupte ich frank: in Sachen Allergie wie in Sachen Neurodermitis ist die etablierte Medizin von einer wirklichen Therapie so weit entfernt wie Ptolemäus vom kopernikanischen Weltbild. Oder wie – ein Nordpolreisender vom Südpol.

Wer ein Übel an der Wurzel packen will, muss die Wurzel des Übels kennen.

Die Wurzel des Übels Neurodermitis liegt in einer defizitären Darmflora. Diese führt zu einem Defizit an B-Vitaminen, welches das Defizit im Darm noch vergrößert. Das ist der ganze Witz.

Als Vitamin-Mangel-Krankheit gehört Neurodermitis zu den Stoffwechselkrankheiten und damit zu den internistischen Krankheiten. Bisher wird Neurodermitis als dermatologisches Problem gesehen. Es darf also nicht wundern, wenn in meinen drei internistischen Lehrbüchern PIPER, OVERZIER, HACKENBERG die Krankheit Neurodermitis nicht einmal erwähnt wird.

Schlussbemerkung

Gesundheit ist kein Zustand, sondern ein Vorgang. Gesundheit ist ein Prozess. Gesundheit wird dauernd hergestellt – in einem komplizierten Zusammenspiel von Kräften und Stoffen. Gelingt dieser Herstellungsprozess nicht, entsteht Krankheit. Aber auch Krankheit ist kein Zustand, sondern ein Vorgang, auch Krankheit wird dauernd hergestellt – in einem Zusammenwirken krank-machender Faktoren, gegen welche die gesund-machenden und abwehrenden Faktoren antreten. Ist die Gesundheit wiederhergestellt, geschieht diese Gesundheit sozusagen wieder als Prozess, der nun – im besten Fall – störungsfrei abläuft.

Auch gesunde Haut wird dauernd hergestellt, sie liegt nicht einfach als etwas Festes und Beständiges außen um den Körper herum. Gelingt diese Haut-Herstellung nicht oder nicht vollständig, weil zum Beispiel bestimmte Steuerungselemente in diesem Herstellungsprozess fehlen oder mangelhaft arbeiten, dann – entsteht kranke Haut, – zum Beispiel Neurodermitis. Sie ist nichts anderes als die Erscheinungsform eines mangelhaften Herstellungsprozesses von Haut. Im schlimmsten Fall ist diese mangelhaft hergestellte Haut mit so vielen Defiziten behaftet, dass sich auf dieser defizitären Haut leicht bakterielle Erreger einnisten und breitmachen können. Dann zeigt sich das für Neurodermitis so typische Bild: die Haut ist rot, trocken, schuppend und – geschwürig entzündet, nässend, oft auch eiternd und entwickelt einen Juckreiz, der so fürchterlich ist, dass er die Betroffenen oft zur Raserei treibt.

Die etablierte Medizin widerspricht dieser Darstellung von Neurodermitis, denn sie hält Neurodermitis für eine Allergie – aufgrund einer irgendwie gearteten Immunschwäche. Aber Allergien entstehen gerade nicht infolge einer zu schwachen Abwehr (Immunschwäche), sondern im Gegenteil dank einer zu starken Abwehr-Reaktion. Allergien entstehen dann, wenn der Körper mit Kanonen auf Spatzen schießt, – nicht aber, wenn er auf Schießen verzichtet und bloß durchlädt. Das aber ist bei Neurodermitis der Fall: die kranke Haut mobilisiert eine zu schwache Abwehr gegen den bakteriellen Erreger, sodass man in der Tat von einer Abwehrschwäche sprechen kann, nicht jedoch von einer Allergie.

Diese Abwehrschwäche gegen den bakteriellen Befall ist jedoch nicht identisch mit dem neurodermitischen Kernproblem, sondern lediglich dessen Folge. Daher genügt es, die Therapie auf das Kernproblem zu beschränken, weil mit diesem auch die Abwehrschwäche verschwindet und damit der bakterielle Befall. Jawohl: automatisch.

Noch beharrt die etablierte Medizin auf der Allergie-These und muss sich daher auf die Verabreichung „lindernder" Präparate beschränken, i.d.R. Cortison – mit oder ohne Antibiotikum. „Lindern" ist aber nicht heilen. Hydrocortison heilt nicht, sondern verdeckt das Problem. Neurodermitis heilen zu wollen, setzt voraus, dass der Entstehungsmechanismus durchschaut wird, dass er klar benannt und nicht mit einer (falschen) Hypothese verkleistert wird.

Aber auch bei Allergien tappt die etablierte Medizin noch im Dunkeln. Zwar ist bekannt, dass Allergien entstehen, wenn der Körper falschen Alarm gibt, wenn er zwischen harmlos und bedrohlich nicht mehr unterscheiden kann, wenn er seiner immunologischen Toleranz verlustig geht. Aus diesem Toleranz-Verlust, aus dieser stetig übertriebenen Alarmbereitschaft, resultiert die übertriebene Abwehrbereitschaft folgerichtig. Cortison dämpft diese übertriebene Abwehrbereitschaft, nicht aber die übertriebene Alarmbereitschaft, daher ist Cortison bei einer Allergie ein logischer Notbehelf, – ein Notbehelf, mehr nicht. Denn in Wahrheit kommt es nicht darauf an, die Abwehrbereitschaft zu dämpfen, sondern die vorausgehende übertriebene Alarmbereitschaft. Die Verwechslung von Alarmbereitschaft mit Abwehrbereitschaft hat es der etablierten Medizin bisher verwehrt, in Sachen Allergie mehr zu tun als zu „lindern". Natürlich ist „lindern" solange notwendig, als es nicht gelingt, Allergien zu heilen, d.h. die Alarmbereitschaft wieder zu normalisieren. Das aber setzt ganz andere Fragestellungen voraus. Festzuhalten bleibt, dass die Resorption von Vitaminen sich im Darm entscheidet – und nicht auf dem Tisch oder im Mund. Wer behauptet, die Bevölkerung sei hinreichend mit Vitaminen versorgt, der behauptet, in der Bevölkerung gebe es keine Verdauungsanomalien, der unterstellt bei der Bevölkerung ein ideales Gedärm. Wie aber können dies gerade etablierte Mediziner tun mit ihrer hohen Bereitschaft zur Verordnung von Antibiotika, deren negative Auswirkungen auf das Darmmilieu inzwischen jedes Kind kennt? Ist also die Behauptung von der idealen Darmverfassung hinfällig, dann wankt auch das Dogma von der guten Vitaminversorgung. Wankt aber dieses Dogma, dann wird die Auseinandersetzung mit Vitaminmangelkrankheiten vordringlich. Schließlich greift die Vitaminmangelkrankheit namens Neurodermitis immer weiter um sich, befällt sowohl Greise wie Kinder und führt manchmal zu wahren Martyrien. Nach neueren Schätzungen beträgt die Zahl der Neurodermitiker in der Bundesrepublik zwischen drei und fünf Millionen. Eine Spezialklinik im Schwarzwald machte von sich reden, weil sie – immerhin! – Neurodermitis als Stoffwechselkrankheit betrachtete. Das war nicht falsch. Aber Neurodermitis als Stoffwechselstörung zu betrachten, ist ebenso richtig wie die Feststellung, der Mond sei ein Himmelskörper. Schließlich ist auch die Sonne ein Himmelskörper. Neurodermitis als Stoffwechselstörung zu definieren, ist zwar richtig, aber zu unscharf, sie geht am Kern des Problems vorbei.

Im Widerspruch zur sonst herrschenden Meinung betrachte ich Neurodermitis nicht als Allergie (auch nicht als Atopie), sondern als Doppelerkrankung von Darm und Haut, die identisch ist mit Pellagra. Wie nahe der Gedanke dieser Identität liegt, der nicht einfach aus der Luft gegriffen ist, mögen folgende Zitate zeigen:

1. **Pschyrembel 1977** – PELLAGRA (v. pellis aegra, kranke Haut): Lepra lombardica, Madaismus, Maisvergiftung; chronische, meist in Schüben über viele Jahre verlaufende echte B2-Avitaminose, bei einseitigem Maiskonsum, meist inf. v. Resorptionsstörungen bei Alkoholismus, chron. Gastritis, nach Magenresektionen u.a. – Symptome: Dermatitis: scharf begrenzte, ödematöse, rotbraune, oft juckende Erytheme mit Blasen oder Pusteln und groblamellöser Schuppung. Ausgang in gelblich-bräunliche, manchmal grünliche Pigmentierungen. Ferner Veränderungen am Verdauungskanal: tiefrote, rissige Zunge (Glossitis atrophicans), Stomatitis, Übelkeit, Erbrechen, Durchfälle. Schädigungen des Nervensystems; oft nur leichte neurasthenische Symptome (Schlaflosigkeit, Kopfschmerzen, Depressionen usw.), andererseits auch hochgradige Lähmung, Krämpfe, Delirien usw. bis zur Demenz.

2. **Pschyrembel 1994** – PELLAGRA (gr. agra Falle): durch Mangel an Nicotinamid bzw. Nicotinsäure und meist multiplem Vitamin-B-Mangel entstehende Erkr.; Urs.: Malnutrition (Ernährungsstörung) b. einseitiger Maisernährung, Malabsorption (Störung d. Resorption vom Darmlumen in d. Blut- u. Lymphbahn); Symptome: Dermatitis m. Hyperpigmentierung im Bereich sonnenexponierter Haut. Diarrhöe; evtl. Polyneuropathie u. Demenz. Ther.: Nicotinamid, Nicotinsäure.

3. **Herder 1967** – PELLAGRA (it. = rauhe Haut), eine multiple Vitaminmangelkrankheit, die vor allem in Gebieten mit vorwiegender Maisernährung auftritt. Hauptsymptome sind chronische Haut-

entzündungen und Durchfall, Merkschwäche u.a. geistige Störungen. Ursache noch nicht völlig geklärt. Offensichtlich beruht sie auf einem Mangel an Vitaminen der B2-Gruppe, vor allem an Nikotinsäureamid, sie kann durch Verabreichung dieser Vitamine geheilt werden. – Pellagra-ähnliche Symptome treten auch nach Behandlung mit manchen Antibiotika auf.

Die nicht immer nachvollziehbaren Eigenheiten der medizinischen Begriffsbildung einmal beiseite, – so weist das Herderlexikon bereits 1967 auf die Entstehung Pellagra-ähnlicher Symptome nach einer Behandlung mit Antibiotika hin und damit auf das Kernproblem „Darmstörung" als auslösendes Moment. Außerdem beschränkt das Lexikon die Therapie nicht auf Niacin wie das Klinische Wörterbuch Pschyrembel 1994, sondern weist ausdrücklich auf die ganze B2-Gruppe hin, also einschließlich Pantothensäure, Biotin, Folsäure und B2 im engeren Sinn.
Dass im Gegensatz hierzu das Klinische Wörterbuch zwar auf den multiplen Vitamin-B-Mangel verweist, die Therapie jedoch auf Niacin beschränkt, muss schlechthin unverständlich bleiben.
Das notwendige Thema Darmsanierung oder -restituierung wird von allen dreien nicht aufgegriffen. Dass Milchsäurebakterien zur Basisausstattung des Dünndarms gehören, scheint wenig bekannt zu sein.
Merke: Neurodermitis ist identisch mit Pellagra. Sie ist weder erblich bedingt, noch eine Allergie oder Atopie, sondern die Folge einer Darmanomalie, die dazu führt, dass auch B-Vitamine nicht oder nicht genügend aus dem Darm aufgenommen werden, wodurch ein – multipler – Vitamin-B-Mangel entsteht, der dazu führt, dass Haut- und Nerven-relevante Stoffwechselprozesse nicht in erforderlicher Weise ablaufen, wodurch Hautsymptome auftreten wie z.B. extrem dünne, trockene, rauhe, rote, rissige, nässende, schuppende, außer-

ordentlich juckende Haut, auf welcher pathogene Bakterien oder Mycobakterien gedeihen, deren Stoffwechselgifte die sensiblen Nervenenden auf der Hautoberfläche reizen, wodurch ein zusätzlicher, brennender Juckreiz entsteht.

Umgekehrt: saniert man den Darm, indem man darmtypische Milchsäurebakterien zuführt und verabreicht man die für Haut- und Nervenprozesse unentbehrlichen B-Vitamine und zwar alle, kommt die Heilung rasch in Gang, – eine vernünftige Ernährung (mineralienreich und ohne Genussgifte) vorausgesetzt. Der mehr und mehr gesundende Darm resorbiert mehr und mehr die B-Vitamine, wodurch das Hautstrukturdefizit mehr und mehr aufgehoben wird, was den entzündungssteigernden Schmarotzerbakterien auf der Haut mehr und mehr den Boden entzieht, wodurch der Juckreiz mehr und mehr verschwindet und die Schwären mehr und mehr verkümmern und die Haut sich mehr und mehr ent-rötet, ent-krustet, ent-schuppt, ent-nässt, – womit das Problem Neurodermitis/Pellagra gelöst wäre.

Neurodermitis/Pellagra tritt in vielen unterschiedlichen Ausprägungen auf. Doch es ist ziemlich unerheblich, um welche Ausprägungen es sich handelt, denn am Kern der Therapie ändert sich nichts, allenfalls an der Dauer.

Die erste Phase der Abheilung (Verschwinden des Juckreizes) wurde in allen geschilderten Fällen stets rasch erreicht, gewöhnlich nach einem Tag.

Die zweite Phase (Verschwinden der Ekzeme) – ist eine Frage der Konsequenz und der Ausdauer. In den hier geschilderten Fällen war diese Phase nach relativ kurzer Zeit erreicht, – die Zeitspannen reichten von drei Tagen (Mundfäule) bis zu maximal 40 Tagen (Ganz-Körper-Ekzem, Fall Lisbeth).

Die dritte Phase (Wiederherstellung und Stabilisierung der Hautstruktur) richtete sich jeweils nach der Schwere und das bedeutet hier buchstäblich nach der Tiefe des Ekzems. Aber auch bei ungünstiger Ausgangslage (Fall Lisbeth) dauerte diese Phase nicht länger als bei Martin und war nach insgesamt vier Monaten – gerechnet vom Beginn der Therapie an – abgeschlossen.

Ergebnis
Die Therapie gliedert sich in innere und äußere Maßnahmen.

Innere Maßnahmen
3 x tgl. 1 Tasse möglichst frische Molke
3 x tgl. 1 Dragée Vitamin-B-Komplex
Unabdingbar ist die strikte Einhaltung der – vorübergehend! – geltenden Verbotsliste. Bewährt hat sich außerdem – je nach individueller Situation – die Einnahme von Kalium oder Calcium in geeigneter Form.

Äußere Maßnahmen
Ölbad: 1–2 EL Johannisöl auf ein Vollbad (Öl in eine Tasse Milch einrühren, denn Milch ist ein guter Emulgator, – dann in den voll aufgedrehten Wasserstrahl schütten)
Molkebad: 2–4 Liter frische Molke auf ein Vollbad. Günstig wirken auch Molke-Wickel.
Salzbad: 1–2 kg Speisesalz auf ein Vollbad (auf Rieselzusatz achten! Ungünstig ist Calcium-Karbonat, gut dagegen kolloidale Kieselsäure). Badedauer – je nach Verträglichkeit –: 15–20 Minuten bei 38–40 Grad Celsius. Anschließend unbedingt 30 Minuten Bettruhe.

Rückschläge traten immer nur dann auf, wenn die Therapie verändert wurde, – sei es aus Unachtsamkeit oder aus Ungeduld oder aus sonstigen Gründen. Zu den häufigsten Stolpersteinen zählten:

- die Vitamine wurden einseitig erhöht
- die Vitamine wurden vorzeitig reduziert
- die Molkezufuhr wurde vorzeitig reduziert
- die Molke war zu alt und enthielt vorwiegend links-drehende Milchsäurebakterien.

Die Rückschläge äußerten sich stets als Wiederaufflackern des Juckreizes und/oder als rote Pünktchen. Wurde die Therapie wieder vorschriftsmäßig durchgeführt, verloren sich die Rückschläge schnell. Gewöhnlich binnen einem Tag.

Wer grundsätzlich vermeiden will, auch nur in die Nähe einer Neurodermitis zu kommen, der braucht in seiner Ernährung nur zwei Grundsätze zu beachten:

1. Er muss seine Darmflora intakt halten.
2. Er muss Vitamin-B-haltige Nahrungsmittel verzehren, – neben einer vernünftigen mineralienreichen Kost.

Weil kaum jemand in der Lage sein dürfte, alle Einzelheiten einer Vitamin-B-betonten Ernährung im Kopf zu behalten, seien die wichtigsten Vitamin-B-reichen Lebensmittel genannt:

Vollkornprodukte jeder Art, Kartoffeln, Reis, Hafer, grünes Gemüse, Erbsen, Bohnen, Petersilie, Linsen, Nüsse, Eigelb, Fisch – und Milchprodukte.

Daneben sollten darmschädigende Substanzen möglichst gemieden werden, wie etwa:

Alkohol, Mais, rohes Hühnereiweiß (Stichwort Tiramisu, Sorbets), saponinhaltige Teedrogen, Lakritz, Barbiturate.

Sollten Antibiotika, Sulfonamide oder Zytostatika unausweichlich sein, so muss man die darmschädigenden Wirkungen einkalkulieren und entsprechende Gegenmaßnahmen ergreifen. Worin diese bestehen, dürfte inzwischen jedem Leser klar sein.

Wer diese wenigen Grundsätze beachtet, der darf mit hoher Wahrscheinlichkeit davon ausgehen, gegen die gefürchtete Neurodermitis bzw. Pellagra gefeit zu sein und sagen zu dürfen: Nie! Denn gegen die vielfachen Übel des Lebens, schrieb Sebastian Kneipp, soll der Mensch seinen Geist gebrauchen, um so jene Schätze zu finden, mit deren Hilfe die Übel vermieden oder – vertrieben werden können.

ANHANG

Der Fall Hiob
Was ist Lepra?

Im Klinischen Wörterbuch von 1977 wird Pellagra auch unter dem Begriff LEPRA LOMBARDICA geführt, während Psoriasis LEPRA GRAECORUM genannt wird und der gewöhnliche Aussatz, wie er aus dem Altertum bekannt ist, LEPRA JUDAEORUM. Daraus darf geschlossen werden, dass Lepra mehrere Ausprägungen kennt, darunter die hier ausführlich behandelte Lepra lombarcida bzw. Pellagra bzw. Neurodermitis. – Pellagra bzw. Neurodermitis sind somit nichts anderes als eine Variante von Lepra.

Aber auch Lepra im engeren Sinn, der klassische Aussatz des Altertums, ist dann nur eine von mehreren Möglichkeiten der Grunderkrankung „Lepra", – ist also ebenfalls eine – je nach individuellen Bedingungen herausgebildete – Variante des Grundleidens. Der Gedanke liegt nahe, dass alle diese Varianten untereinander verwandt sind und dass möglicherweise alle auf die hier geschilderte Therapie ansprechen. Ehe wir dieses Gedankenmodell weiter verfolgen, wollen wir einen Blick werfen auf den wohl berühmtesten Leprösen der Menschheit, – auf Hiob, den Mann aus Uz.

Hiob, der Held der gleichnamigen alttestamentlichen Lehr-Erzählung, wurde nach einer Reihe von Katastrophen zu guter Letzt und gleichsam als Krönung seines Elends mit Lepra, also mit Aussatz (althochdeutsch uzsazzo – Ausgesetzter) geschlagen.

Die offizielle Definition von Lepra lautet:

L. ist eine Infektionskrankheit der Haut, verursacht von Mycobaycterien leprae, – unter welchen derzeit weltweit mehr als zwölf Millionen Menschen leiden (Pschyrembel 1994).

(Hier erhebt sich sofort die Frage: unter welchen Voraussetzungen können die genannten Bakterien die Haut infizieren? Womöglich können sie die Haut nur dann infizieren, wenn diese **charakteristisch** vorgeschädigt ist?)

Das Lexikon (Herder 1967) definiert Lepra so: L. ist durch einen dem Tuberkelbazillus sehr ähnlichen Erreger (Mycobacterium leprae) verursachte, nur we n i g a n s t e c k e n d e (Hervorhebung Verf.) Infektionskrankheit; Inkubationszeit sechs Wochen bis viele Jahre... Die Infektion wird stark begünstigt durch **Sapotoxine in der Nahrung** (Hervorhebung Verf.).

(Die geringe Ansteckungsgefahr zeigt, dass ganz bestimmte Bedingungen erfüllt sein müssen, ehe das Mycobacterium leprae die Haut infizieren kann; diese Vorbedingungen werden näher beleuchtet durch die Mitteilung: „stark begünstigt durch Sapotoxine in der Nahrung".)

Was sind Sapotoxine?

Erstaunliche Feststellung: Der Begriff „Sapotoxin" taucht weder im Lexikon (Herder 1967), noch in Pschyrembel (1977 und 1994) auf, noch in Pahlows „Großem Buch der Heilpflanzen"; Auskunft gibt lediglich das Lexikon aus dem Jahre 1907 (Herder): „Saponin, Bestandteil der Seifenwurzel u. vieler anderer Pflanzen, z.B. der Quillajarinde, – enthält das giftige GLYKOSID SAPOTOXIN, ein weißes Pulver, dessen wässrige Lösung schäumt, daher Zusatz zu Limonaden, Mineralwässern etc.; in der Textilindustrie Appreturmittel, Seifenersatz u. Klebemittel". Das soll wohl heißen: Sapotoxin ist enthalten in Saponinen, mit denen sich die o.a. anderen Quellen durchaus beschäftigen, – die beiden Pschyrembel allerdings am spärlichsten. Hier ist nur zu erfahren: Saponine, – zu den Phytosterinen gehörige Stoffe, die in Wasser schäumen; oberflächenaktiv...(1977); 1994 lautet der Eintrag: „Saponine – zu den Phytosterinen gehörende oberflächenaktive Stoffe". Dagegen weiß das

Lexikon (Herder 1967) mehr: „Saponine, giftige, (Auflösung der roten Blutkörperchen) glykosidische, weitverbreitete Pflanzenstoffe (Steroide), die oberflächenaktiv sind und im Wasser schäumen; Verwendung als Netzmittel, Feinwaschmittel u. Seifenzusatz, med. zur Hämolyse u. als Hustenmittel". Noch genauere Hinweise zum Thema Saponine, in welchen offenbar das giftige Sapotoxin immer enthalten ist, gibt Pahlow: „Saponine sind pflanzliche Stoffe, die zusammen mit Wasser einen haltbaren Schaum ergeben, Öl in Wasser emulgieren und eine hämolytische Wirkung besitzen, das heißt den roten Blutfarbstoff aus den roten Blutkörperchen austreten lassen. Saponindrogen können als schleimlösende Mittel bei festsitzendem Husten gebraucht werden. Es kommt wegen der Oberflächenaktivität der Saponine zur Verflüssigung des zähen Schleims... Saponine sind nicht ganz ungefährlich. Ein Zuviel reizt die Darmschleimhaut".

Dem ausführlichen Zitat entnehme ich, dass oberflächenaktive Stoffe die Wirkung von Seifen oder Waschmitteln haben und daher schleimlösend und bakterizid wirken, was ihre Verwendung in Hustenmitteln und Bronchialtees erklärt (Bruchkraut, Goldrutenkraut, Primel, Quecke, Taubnessel, Wollblume, Süßholz). Die Frage ist jedoch, ob sich die (schleim)lösende und bakterizide Wirkung auf Rachen und Bronchien beschränkt, ob sie nicht zu einer Art Auswaschung der Bakterien im Darm führt (Stichwort: oberflächenaktiv), – vor allem dann, wenn Saponindrogen hochdosiert und längerfristig eingenommen werden. Auch Pahlow erwähnt ausdrücklich die nicht ungefährliche Wirkung der Saponine auf die Darmschleimhaut. Man wird nicht fehlgehen in der Annahme, dass die „oberflächenaktiven Saponine" ihre „nicht ganz ungefährliche Wirkung" in der Weise entfalten, dass sie im Darm die Darmbakterien attackieren und/oder aus der Darmschleimhaut auswaschen (seifenartige Wirkung). Dieses Auswaschen der Darmbakterien muss zu massiven Darmstörungen führen, welche – wie der Leser vielleicht ahnt – eine verminderte Vitaminresorption bewirken und damit charakteristische Defizite der Haut, auf welcher dann Bakterien, z.B. Mycobakterien leprae – leichtes Spiel haben.

In der Tat teilt das Lexikon (Herder 1902) mit, dass zu den Anfangssymptomen von Lepra – Verdauungsstörungen gehören.

Aber was hat das alles mit Hiob zu tun?

Unabhängig von den theologischen Aussageabsichten des Textes entspricht es den Fakten, dass Lepra im Altertum eine bekannte und gefürchtete Krankheit war, – zu einer Zeit, die noch nichts wusste von Antibiotika, Sulfonamiden, hochprozentigem Alkohol, denaturiertem Mais oder anderen darmflora-vernichtenden Stoffen, – ausgenommen: Saponine.

Mindestens zwei der drei stärksten Saponindrogen (Guaiacum, Senegawurzel, Süßholz) sind im ganzen Mittelmeerraum, auch in Palästina und Syrien, heimisch. Das Land Uz liegt in Südpalästina, dem Land Edom benachbart. Senegawurzel und Süßholz sind dort keine unbekannten Gewächse, auch wenn sie in der Bibel nicht eigens erwähnt werden.

Senegawurzel (Polygala senega) verflüssigt zähen Schleim, soll hilfreich sein bei Husten, Asthma, Bronchitis, ja sogar bei Keuchhusten (Pahlow).

Süßholz (Glycyrrhiza glabra), – verbreitet vom Mittelmeergebiet bis Mittelasien, – liefert in den fingerdicken gelben Wurzeln (Radix liquiritiae) den schleimlösenden, hustenmildernden Wirkstoff. Dass diese Wurzel bis zum heutigen Tag ein beliebtes (Volksheil-) Mittel ist, wundert nicht, denn einer seiner Wirkstoffe ist fünfzigmal süßer als Zucker (Pahlow).

Leider teilt die Bibel nichts mit über die Inkubationszeit der Krankheit bei Hiob (hebräisch „der Angefeindete"). Laut Herder beträgt sie sechs Wochen bis viele Jahre. Ist es abwegig anzunehmen, der als menschliches Modell dienende Hiob habe nach der Vernichtung seiner materiellen Existenz (Verlust von Söhnen, Knechten, Vieh, Haus und Hof) angefangen, aus Verzweiflung die süße Wurzel zu kauen, Stunde um Stunde, Tag um Tag, ungefähr so, wie manche heute ihren Kaugummi kauen? Richtig: darüber teilt der Text nichts mit. Aber der Text sagt auch nichts darüber, auf welche Weise sich der lepröse Hiob ernährte. Dass er sich ernährte, muss angenommen werden, sonst hätte Hiob nicht überlebt. Wenn eine Symbolfigur ganz aus den menschlichen Bedingungen entfernt wird, taugt sie nicht mehr zur Symbolfigur. Nahrung ist im Falle Hiob eine zwingende Voraussetzung, – das Kauen einer Süßholzwurzel immerhin eine mögliche Voraussetzung. Die Dosis Saponin, die der kauende Hiob dabei aufnahm, reichte nach einigen Wochen oder Monaten aus, um jenen Mechanismus in Gang zu setzen, der unausweichlich zum Ausbruch der Krankheit Lepra führt: der massiven Zerstörung der Darmflora folgt der massive Einbruch in der Vitaminaufnahme, woraus sich eine erhebliche Störung des Hautstoffwechsels entwickelt, aus diesem ein Strukturdefizit der Haut, welches einen günstigen Nistplatz für Mycobakterien leprae darstellt. Am Ende dieser Kette steht Hiob, der Aussätzige.

Es geht hier nicht um eine theologische Deutung dieser alttestamentlichen Geschichte, sondern darum, die wenigen realen, den damaligen Lebensumständen entnommenen Partikel medizinisch zu interpretieren.

Moderne Theologen sind sich nicht einig, ob sie das Buch Hiob deuten sollen als eine verschlüsselte Aussage zum Thema religiöse Unerklärbarkeit von Krankheit (auch der Gerechte muss viel leiden, nicht etwa nur der Sünder, d.h. Krankheit und Leid sind nicht als Sünden-Strafe zu verstehen) – oder gar nur als Beispiel für die menschliche Kühnheit, Gott zur Rechenschaft ziehen zu wollen wegen unbegreiflicher, aber offenbar gottgewollter Ungerechtigkeit

(warum muss gerade der Gerechte leiden, – warum gerade er??).
Mir genügt, dass diese ungefähr um das Jahr 500 v. Chr. entstandene Erzählung nicht im luftleeren Raum angesiedelt ist, sondern einige Lebenssplitter transportiert, die genauer zu betrachten sind. Irgendwann „wendete der Herr Hiobs Geschick", rehabilitierte ihn, indem er ihm mehr Besitz zukommen ließ als vordem, auch „wurden Hiob sieben Söhne und drei ausnehmend schöne Töchter", wie die Schrift wissen lässt, – und Hiobs Aussatz verschwand wieder, denn Freunde und Verwandte kommen wieder in sein Haus, um mit ihm Mahl zu halten, – was man mit einem Leprakranken nicht tat.

Leider gibt der Text kein Körnchen davon preis, auf welche Weise Hiob genas. So bleibt die Annahme: entweder er genas einfach so, als Wunder Gottes, – oder Hiob hörte auf, die süße Wurzel zu kauen, hörte auf, Sapotoxine zu schlucken und trank womöglich gesäuerte Milch, – ein nicht unbekanntes Getränk in jener Gegend, im Lande Uz, südlich vom Toten Meer, wo die Nomaden zogen. Als erste haben es die Nomaden verstanden, – so lehrte uns in der Schule der Chemielehrer, – saure Trinkmilch herzustellen, indem sie die Kamelsmilch in geeignete Gefäße füllten, diese an den Tieren befestigten und dadurch den Schaukelbewegungen ihrer „Wüstenschiffe" aussetzten, wodurch die Milch nach einiger Zeit sauer wurde. Schütteln beeinflusst den Zustand so mancher Substanz, – wie ja auch Samuel Hahnemann, der Begründer der Homöopathie, wusste. Ob auch Hiob das wusste, ist unerheblich, mir genügt die Vorstellung, er könnte eines Tages von der süßen Wurzel gelassen und zum sauren Milchgetränk gastfreundlicher Nomaden gegriffen haben.

So ließe sich auf einfache Weise erklären, dass der Duldsame eines Tages tatsächlich seine Krankheit überwand, nachdem ein glücklicher Zufall – oder der gnädige Gott – ihm das Nomadengetränk reiche, – fast wie nebenbei, weshalb denn auch die Bibel über die wiederhergestellte Haut kein weiteres Wort verliert.

Wie wäre es, die zwölf Millionen Leprösen heute der Hiobschen Kur zuzuführen, erweitert um eine gezielte Vitamin-B-Versorgung, – um sie so möglicherweise auf einfachste Art zu therapieren?
Vorauszugehen hätte die Frage: welche sapotoxinhaltigen Drogen (Wurzeln, Rinden) pflegen die Leprösen zu kauen?
Ferner: Auf welche Weise ernähren sie sich?
Wie ist der Zustand ihrer Darmflora zu beurteilen? An welchen Verdauungsstörungen leiden sie?
Alsdann hätte die Therapie den Prinzipien der hier entwickelten Neurodermitis/Pellagra-Therapie zu folgen. Schon nach wenigen Wochen könnte sich zeigen, ob dies ein gangbarer Weg wäre oder nicht.
Molke und Vitamine plus vernünftige Ernährung schaden nicht nur nicht, sondern begünstigen eine Heilung in jedem Fall. Dass es eine Vielzahl von Varianten von Lepra gibt, steht außer Frage, – ändert aber nichts an den Grundprinzipien. In Johann Christian August Heyse's **Fremdwörterbuch** aus dem Jahre 1887 werden nicht weniger als einundzwanzig verschiedene Lepra-Arten aufgezählt, angefangen beim Urtyp Lepra aegyptica = schuppenartiger Aussatz, über Lepra alba = weißer oder mosaischer Aussatz (Hiob??), Lepra alopecica = fuchsroter Aussatz, Lepra alphoides = mehlartiger Aussatz, Lepra Arabum = Knollen-Aussatz, Lepra capitis = Kopfgrind, Lepra Graecorum = gutartiger Schuppen-Aussatz, später Psoriasis genannt, – bis zu Lepra lombardica = flechtenartiger Aussatz (Pellagra), Lepra nigricans = schwärzlicher Aussatz, Lepra psorica = räudiger Aussatz, Lepra vera = echter Aussatz (sind denn die andern unecht??) – bis zu Lepra vulgaris = gemeiner Aussatz.
Es ist nicht klar, wodurch sich die einzelnen Arten unterscheiden sollen, – nur halte ich diese Unterscheidungen ohnehin für

zweitrangig, da sich am PRINZIP der Therapie dadurch nichts ändern würde. Am Prinzip!

Es sollte der Weltgesundheitsorganisation, die sich auch um das Schicksal der zwölf Millionen Leprösen auf der Welt kümmert, einen Versuch wert sein, in oben skizzierter Weise eine – in jedem Fall der Gesundheit dienliche – Therapie durchzuführen, und sei es vorerst nur an einer kleinen Gruppe von Probanden.

Der Fall Jean Paul Marat
Ein früher Neurodermitiker

Nicht ganz so berühmt wie Hiob, allerdings auch kein Leprakranker im klassischen Sinn, sondern – wie ich vermute – ein mit Neurodermitis geschlagener Mann war der französische Revolutionär Jean Paul Marat (1744–1793), der grausame Freund des Volkes, der von seiner Mörderin in der Badewanne erstochen wurde. Marat litt – so viel ist bekannt – an einer scheußlichen, grässlich juckenden Hautkrankheit, die ihn das Leben nur noch im lauen Badewasser ertragen ließ. Niemand hat bis jetzt mitgeteilt, um welche Hautkrankheit es sich **genau** handelte.

Betrachtet man Marats Krankheit unter dem Aspekt seiner Lebens- und Ernährungsgewohnheiten, soweit sie von seinen letzten Lebensjahren überliefert sind, – ergibt sich folgendes Bild:

Marat hauste in einer Kellerwohnung, umsorgt von einer ihn liebenden Frau aus dem Volk (ja, er wurde geliebt!), – wo er in aufreibender Tag- und Nachtarbeit das politische Massenblatt „Ami du peuple" (Volksfreund) redigierte und größtenteils auch selber verfasste. Er trank Unmengen Kaffee (man darf annehmen: schwarz), aß wenig, schlief schlecht, arbeitete im Dauerstress, trank hin und wieder Wein. Als die angeblich mysteriöse Hautkrankheit ausbrach und rasch den ganzen Körper mit roten, nässenden, maßlos juckenden Schwären überzog, wusste sich der gelernte Arzt Marat nicht anders zu helfen, als seinen Arbeitsplatz in die Badewanne zu verlegen, um im lauen Wasser Linderung zu finden.

Dem mit dem Thema Neurodermitis inzwischen Vertrauten reimt sich das alles längst zusammen zur Diagnose: Neurodermitis/Pellagra in fortgeschrittenem Zustand. Denn Stress und Schlafmangel begünstigen grundsätzlich den Ausbruch der Krankheit; kommen zur Mangelernährung noch Kaffee und Alkohol hinzu, darf man wohl kaum mehr von einer gesunden Darmflora ausgehen, muss vielmehr eine unzureichende Vitamin-Resorption unterstellen. Der Ausbruch der Krankheit ist damit bereits programmiert.

Da Marat im Keller hauste, und dort, wie es heißt, Tag und Nacht arbeitete, hatte er wenig Chancen, via Sonnenlicht genügend Vitamin D3 zu bilden, wodurch zusätzlich die Calcium-Resorption aus dem – angeschlagenen – Darm sank, wodurch der Säureeintrag (dank Kaffee und Wein) sich voll austoben und den Juckreiz zusätzlich anheizen konnte. Der Fortschritt der Krankheit wurde unausweichlich, um so mehr, als der obwaltende Stress durch Arbeit, Schlafmangel und politische Umwälzung bedrohlich zunahm. Vielleicht war Marat nicht unglücklich, als ihn Charlotte Corday am 13. Juli des Jahres 1793 vom Leben zum Tod beförderte, – ihn, den kaum Fünfzigjährigen, von seinen Qualen erlösend. Wer hätte auch damals an Molke und B-Vitamine denken sollen.

Der Weg zu den B-Vitaminen war noch weit.

Die Erkenntnis ihrer Funktion, ihrer chemischen Bestandteile, sowie ihre massenhafte Produktion sind Errungenschaften unseres Jahrhunderts. Molke war in der revolutionsgeschüttelten Stadt Paris so unbekannt, wie sie es heute noch sein dürfte. Allenfalls die käseherstellenden Bauern auf dem Land kannten Molke – als Abfallprodukt und – als Viehfutter. Aber sie litten wohl auch kaum unter Marats Krankheit.

Marat ist offenbar der einzige, von dem in jener Zeit diese „mysteriöse" Krankheit überliefert ist, wenngleich er nicht der einzige gewesen sein dürfte, der unter ihr stöhnte.

Im Gedanken an Johann Christian August Heyse's Variantenreihe von Lepra lädt der Fall Marat noch zu einer anderen Überlegung ein. Heyse erwähnt als letzten in der Reihe den „Lustseuchen-Aussatz" (Lepra venerea). Nun ist das Zweitstadium der Lustseuche (Syphilis) zwar gekennzeichnet durch einen allgemeinen Ausschlag, – aber dieser syphilitische Ausschlag juckt nicht (Pschyrembel 1977). Marats Juckreizqualen können also nicht von einem Lustseuchen-Aussatz herrühren. Das dritte Stadium der Syphilis, fünf bis acht Jahre nach der Infektion, ist gekennzeichnet durch einzelne, tiefgreifende Geschwüre, nicht jedoch durch einen allgemeinen Ausschlag (Pschyrembel 1977). Marats Hautproblem hatte also mit einer Lustseuche nichts zu tun. Oder doch?

Die Lustseuche galt lange Zeit als typische „Franzosen-Krankheit". Die Möglichkeit, dass ein französischer Freidenker, Revolutionär, Publizist, – Arzt sich damals an Syphilis infizierte, ist nicht von der Hand zu weisen. Andererseits gab es damals ein klassisches, offenbar hilfreiches und dem Arzt Marat sicher bekanntes Mittel gegen die von Schraubenbakterien (Spirochäten) verursachte Lustseuche, – nämlich Guaiacum officinalis (Pahlow). Dass Guaiacum gegen die bakteriell erzeugte Syphilis womöglich half, lässt sich erklären: Guaiacum zählt zu den stärksten – Sapotoxin-Drogen und wirkt außerordentlich bakterizid. Nur leider eben auch gegenüber Darmbakterien.

Denkbar wäre, dass Jean Paul Marat eine Syphilis mit Guaiacum kurierte, um damit einen syphilitischen Ausschlag gegen einen – neurodermitischen zu vertauschen.

Wie man den Fall Marat auch dreht und wendet: – er läuft immer auf ein Vitamin-Molke-Problem hinaus.

Übersicht über die B-Vitamine
Funktion – Vorkommen – Mangelsymptome

Quellen: Piper, Overzier, Pschyrembel 1977, Hackenberg.
Diese Übersicht soll den Zusammenhang zwischen Vitamin-B-Mangel und neurodermitischen Symptomen einsichtig machen. Ein Vitaminmangel entsteht grundsätzlich, wenn

DIE AUFNAHME IM DARM (RESORPTION) GESTÖRT IST,
– in der Nahrung Vitamine fehlen,
– ein erhöhter Bedarf vorliegt (Schwangerschaft, Stillzeit, Infektionskrankheiten, Alter).

RESORPTIONSSTÖRUNGEN IM DARM entstehen
– durch ZERSTÖRUNG DER DARMFLORA
– nach starken Durchfällen
– bei Schleimhautverkümmerung im Darm
– mangelhafter Gallensekretion
– chronischer Lebererkrankung
– durch Antivitamine (Sulfonamide, Avidin), sowie durch
– Mais.

EINE ZERSTÖRUNG DER DARMFLORA bewirken
– Antibiotika – und/oder Pilzinfektionen im Darm (z.B. Candida-Mykosen)
– Zytostatika
– Sapotoxine
– Tuberkulose-Impfstoffe
– Alkohol.
Sie alle sind Wegbereiter einer Neurodermitis.

B1 - Thiamin

Funktion: Co-Enzym beim Abbau der Kohlehydrate. Wichtig für die normale Funktion der Nervengewebe und des Herzmuskels.
Vorkommen: Hefe, Getreidekeime, Nüsse, Reiskleie, Leber, Eigelb.
Mangelsymptome: Polyneuritis/Herzmuskelschäden (Beriberi), gastro-intestinale Störungen/Untertemperatur/Parästhesien (Einschlafen der Glieder, Kribbeln)/Muskelschwäche/Atemnot/Ödeme.

B2 - Riboflavin/Laktoflavin

Funktion: Bestandteil der gelben Enzyme (Atmungsfermente), beteiligt am Auf- und Abbau des Hämoglobins. Stimuliert die Entgiftungsfunktion der Leber. Beteiligt am Sehvorgang.
Vorkommen: Hefe, Bananen, Nüsse, Milch, Eier, Leber, Fisch.
Mangelsymptome: Dermatitis/Dermatosen (Hautentzündungen)/Hautjucken (Pruritus), Zungenentzündung/rissige lackrote Lippen/Rhagaden/brüchige Nägel/Hornhautentzündung/Linsentrübung/vermehrte Schuppenbildung/Dysphagie (Schluckstörung) – und: „Pellagra sine Pellagra" (Overzier). (Möchte gern wissen, was das heißen soll).

Niacin – Nicotinsäureamid – Anti-Pellagra-Faktor

Funktion: Bestandteil verschiedener Co-Enzyme. Beteiligt an der Blutbildung. Leberschutzstoff. Anti-Pellagra-Vitamin.
Vorkommen: Wird von Darmbakterien (falls vorhanden) – synthetisiert. Ferner in: Hefe, Pilzen, Nüssen, Milch, Eiern, Leber, Fisch, Fleisch.

Mangelsymptome: Dermatitis mit Schuppen- und Blasenbildung/entzündliche Veränderungen an Haut und Schleimhaut/Atrophie der Haut/Mundfäule (Stomatitis)/Zungenentzündung (Glossitis)/Magenentzündung (Gastritis)/Darmentzündung (Enteritis)/chronische Durchfälle/Nervenstörungen (dazu zählen: Zittern, Kribbeln, Müdigkeit, Schwindel, Schlaflosigkeit, Depressionen, Demenz (= Verblödung, geistiger Zerfall)/ferner Hautrötungen /Juckreiz. Niacinmangel besteht immer bei Alkoholikern und bei eiweiß-armer Ernährung.

B6 – Pyridoxin

Funktion: Aufrechterhaltung des Gewebestoffwechsels. Als Co-Enzym an mehr als 40 Enzymreaktionen beteiligt, – insbesondere am Aminosäuren-Stoffwechsel, Regulation des Fettsäurehaushalts, beteiligt an der Bildung des Blut- und Muskelfarbstoffs (Hämoglobin, Myoglobin durch Mitwirkung an Porphyrinsynthese).
Vorkommen: Hefe, Getreidekeimlinge, Grüngemüse, Eier, Milch.
Mangelsymptome: Nervenstörungen (insbesondere Zentralnervensystem)/Nervenentzündung/Dermatosen/Rötungen um Mund und Nase/Erosionen an Lippen und Mundschleimhaut/zerklüftete Zunge/Störung der Blutbildung (Anämie)/Säuglingskrämpfe/Schwangerschaftserbrechen/Akne/ Störungen der Eisenverwertung.

Biotin

Funktion: Hautfaktor (Pschyrembel), wichtig im intermediären Stoffwechsel (Zwischenstoffwechsel zwischen Ausgangs- und Endstufe), Co-Enzym im Kohlenhydrat-Stoffwechsel, fördert die Synthese der ungesättigten Fettsäuren. (Avidin im rohen Hühnereiweiß inaktiviert Biotin.)

Vorkommen: Hefe, Gemüse, Reiskleie, Nüsse, Sonnenblumenkerne, Milch, tierische Organe.

Mangelsymptome: Fleckig-schuppige Dermatitis an Händen, Armen und Beinen / Graufärbung der Haut / Zungenpapillen verkümmern / Zunge bleicht aus / Talgproduktion der Haut versiegt / Müdigkeit / Übererregbarkeit / Depressionen / Appetitlosigkeit / Schwellungen und Entzündungen / Hämoglobinabfall / EKG-Veränderungn / Hyper-cholesterin-ämie! (Welcher Internist denkt daran??)

Pantothensäure

Funktion: Co-Enzym vieler Enzymsysteme (Hackenberg). Beteiligt an Bildung aktivierter Essigsäure (wichtig im intermediären Stoffwechsel), dient der Entwicklung und Funktion epithelialer Gewebe (das sind Gewebe, die äußere und innere Oberflächen begrenzen), sichert Stoffwechsellage der Haut (Pschyrembel), beteiligt an Zitronensäurezyklus (Overzier), an Veresterung der Fettsäuren, Biosynthese von Cholesterin und Kortikoiden, Umwandlung von Cholin in Azetylcholin (Cholin wird mit der Nahrung aufgenommen, Acetylcholin überträgt die Nervenimpulse von einem Nerv auf einen andern oder auf ein Erfolgsorgan, Pschyrembel).

Vorkommen: Hefe, Getreide, Grüngemüse, Leber, Fleisch, Eier.

Mangelsymptome: Degenerative Veränderungen an Haut und Schleimhäuten (Hackenberg) / Parästhesien an Händen und Füßen (Kribbeln, Einschlafen) / fettige Degeneration der Leber / Nebennierenrinden-Verkümmerung / Beeinträchtigung der Knorpelbildung / Anfälligkeit gegenüber Infekten / Motilitätsstörungen des Magen-Darm-Trakts.

Folsäure

Funktion: Beteiligt an Purin- und Nukleinsäuresynthese, an Hämoglobinsynthese, an der Bildung roter Blutkörperchen, am Stoffwechsel von Haut und Schleimhaut, indirekt am Eiweiß-Stoffwechsel (Hackenberg).

Vorkommen: Hefe, Blattgemüse, Hülsenfrüchte, Fleisch, Eidotter.

Mangelsymptome: Entzündungen und Geschwürbildung an Haut und Schleimhäuten / Blutungsneigungen an Zunge, Zahnfleisch, Mundschleimhaut, Gaumen / Dermatitis / Diarrhöen / Koliken / Gastritis / Hemmung des Knochenwachstums / Osteolysen (Hackenberg) / Anämie / Leukopenie / Thrombopenie.

Folsäuremangel entsteht immer bei Alkoholikern, Zöliakie (Hertersche Krankheit, auch Steatorrhöe genannt, Fettdurchfall), vermutlich auch nach Ovulationshemmern (Pille). Ein relativer Mangel entsteht bei gesteigertem Bedarf (Schwangerschaft, Schilddrüsenüberfunktion).

B12 – Cobalamin

Funktion: Katalysator des Eiweiß-Stoffwechsels und der Eiweiß-Synthese (Hackenberg), als Co-Enzym beteiligt am Kohlenhydrat- und Fettstoffwechsel, aktiviert Folsäure.

Vorkommen: Leber, Fleisch, Eier. Mangel bei extremen Vegetariern, bei pathologischer Darmflora (Hackenberg), bei Fehlen des Intrinsic factors (wird in den Belegzellen des Magens produziert), bei Fischbandwurm, bei blinden Darmschlingen.

Mangelsymptome: Störung des Nervensystems / periphere Empfindungsstörungen / Schleimhauterkrankungen (besonders im Mund- und Rachenbereich) / Zungenbrennen / Anämie.

Übersicht über neurodermitische Symptome und Mangel an B-Vitaminen

Symptom	Mangel
Hautentzündung (Dermatitis/Dermatosen)	B2 B6 Niacin Biotin Folsäure
Juckreiz (auch sekundär durch die schmarotzenden Mikroben)	B2 Niacin
Schuppen- u. Blasenbildung	B2 Niacin Biotin
Atrophie der Haut (trocken, rauh, dünn)	Niacin Pantothensäure Biotin
Zungenentzündung	B2 B6 Niacin B12 Folsäure
Mundschleimhautentzündung / Rhagaden (Einrisse)	B2 Niacin B12 Folsäure
Gastro-intestinale Störungen	B1 Niacin Folsäure
Nervenstörungen	B1 B6 B12 Niacin
Müdigkeit/Schwindel/ Schlaflosigkeit	Niacin Biotin

Wer nach Durchsicht umseitiger Aufstellung noch immer keinen stringenten Zusammenhang sieht oder sehen will zwischen Neurodermitis und Vitamin-B-Mangel, dem ist nicht zu helfen. Mit größerer Plausibilität könnte man die Existenz Gottes leugnen.

Eine Therapie verdient dann, „gut" genannt zu werden, wenn sie drei Bedingungen erfüllt:
- Sie muss die Krankheit an der Wurzel packen - und nicht bloß Symptome lindern,
- sie darf den Kranken nicht an anderer Stelle krank machen, d.h. ein Loch stopfen und dafür ein anderes aufreißen,
- sie muss den Kranken insgesamt gesünder machen als er zuvor war.

In allen hier geschilderten Fällen hat die Molke-Vitamin-Therapie diese drei Bedingungen erfüllt. Keiner hat – nach vorschriftsmäßiger Beendigung der Therapie – einen Rückfall erlitten. Nie entstanden negative Nebenwirkungen. Im Gegenteil: alle fühlten sich besser als je zuvor.

Quellen

Flade, Sigrid, Neurodermitis natürlich behandeln, 1991

Hackenberg, H.-M., Pathophysiologie – Pathobiochemie, 1991

Herder Lexikon 1967

Herder Lexikon 1902

Hering, Constantin, Homöopathischer Hausarzt, 1928

Heyse, Johann Christian August, Fremdwörterbuch, 1887

Katalyse-Institut für angewandte Umweltforschung, Chemie in Lebensmitteln, 1981 und 1995

Lexikon Medizin, Roche, 1987

Mezger, Julius, Gesichtete Homöopathische Arzneimittellehre, 1988

Overzier, Claus, Systematik der Inneren Medizin, 1975

Pahlow, Das große Buch der Heilpflanzen, 1987

Piper, Wolfgang, Innere Medizin, 1974

Pschyrembel, Das Klinische Wörterbuch, 1977

Pschyrembel, Das Klinische Wörterbuch, 1994

Silbernagl, Stefan/Despopoulos Agamemnon, Taschenatlas der Physiologie, 1991

Martha Christy

Selbstheilung mit Urin

Neue Erkenntnisse über das körpereigene Heilmittel

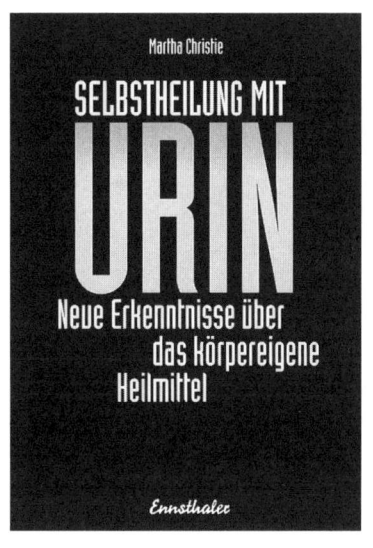

220 Seiten, br.
Format 16,5 x 24 cm
ISBN 3-85068-499-7

Ist Urintherapie, der Schlüssel zur Verbesserung oder sogar Heilung vieler als unheilbar geltenden Krankheiten? Martha Christy hat ihr Wissen um diese Therapie härtestens erkämpft. Seit Ihrer Jugend kämpfte sie mit schwerer Krankheit und wurde von der Schulmedizin als unheilbar krank erklärt und auch diverse alternative Therapien zeigten angesichts der Schwere der Krankheit keine dauerhafte Wirkung. Schließlich stieß sie auf die Urintherapie. Von ihrem Leiden befreit geht sie in diesem Buch den Geheimnissen der Urintherapie auf den Grund und beleuchtet, warum diese „wundersame" Methode von der Schulmedizin sprichwörtlich „links liegengelassen" wird. In 44 Berichten erörtert sie medizinische Forschungen mit dieser Therapie zu verschiedenen Krankheitsbereichen und erklärt warum die Ärzteschaft gleichfalls so wenig über die Heilkraft des Urins weiß. Der zweite Teil des Buches beschäftigt sich ausführlich mit verschiedenen Anwendungsbereichen und Methoden der Urintherapie und leitet an wie diese Therapie zu Hause durchgeführt werden kann.

Ennsthaler VERLAG

GESUNDHEIT

Dr. med. Ray Sahelian

Melatonin

Chancen und Risiken
eines Hormons

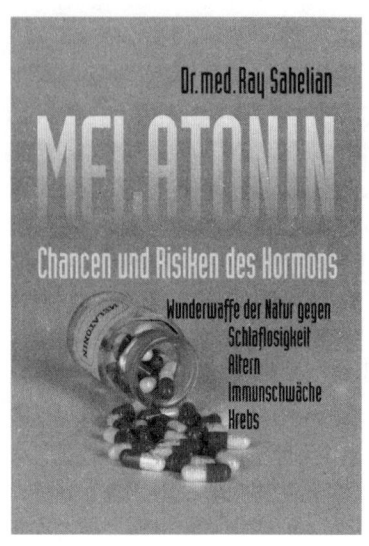

160 Seiten, br.
Format 14,8 x 21 cm
ISBN 3-85068-495-4

„Mein Ziel ist es, einen genauen Überblick über die neuesten Forschungserkenntnisse in Bezug auf diese ungemein interessante Substanz zu geben. Macht Melatonin den Alterungsprozeß rückgängig? Ist es ein wirksames und unschädliches Schlafmittel? Heilt es Krebs? Nachdem Sie diese Buch gelesen haben, werden Sie leichter unterscheiden können, was Tatsache und was Medienrummel ist. Die in diesem Buch erwähnten Fakten und Daten wurden von Ärzten und Wissenschaftern überprüft, aber nichts kann als hundertprozentig richtig gelten. Beim Lesen dieses Buches soll man sich vor Augen halten, daß die Melatoninforschung noch in den Kinderschuhen steckt."

(Ray Sahelian)

Der führende amerikanische Melatoninexperte Dr. Ray Sahelian diskutiert offen über Für und Wider dieses natürlichen Schlafmittels. Die Lücke der offenen Forschungsfragen versucht der Autor durch zahlreiche Erfahrungsberichte von Melatoninanwendern zu schließen.

Ennsthaler VERLAG